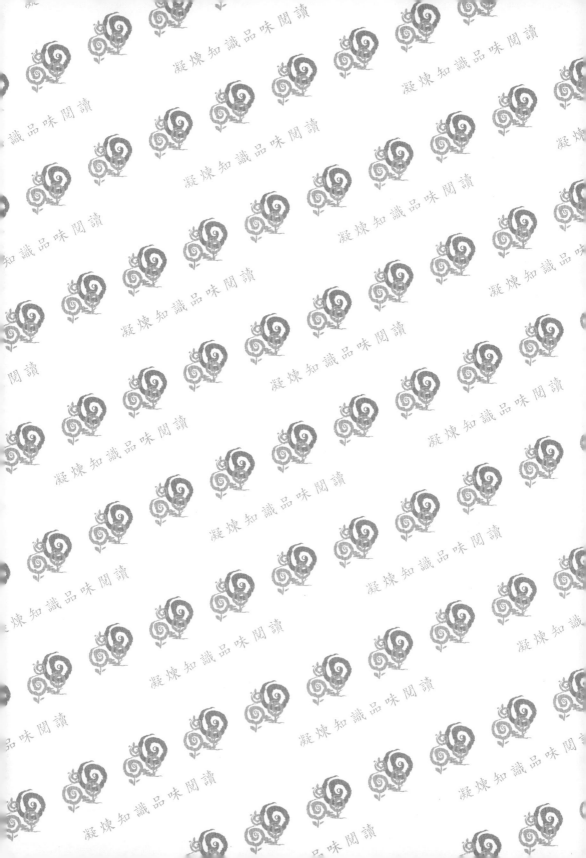

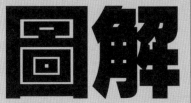

五南圖書出版公司 印行

護理統計分析

陳耀茂 / 編著

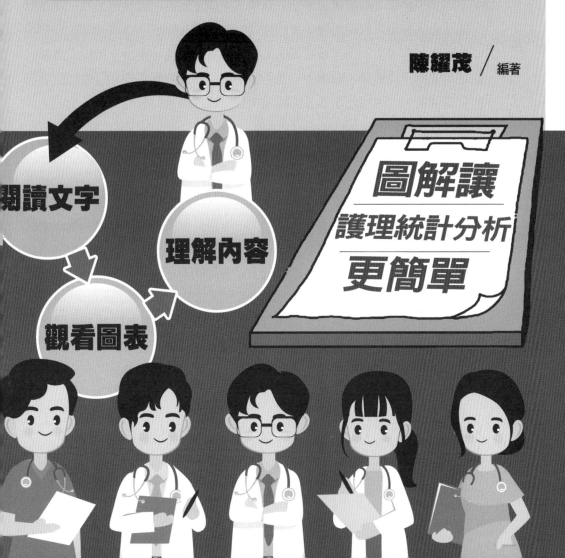

閱讀文字

理解內容

觀看圖表

圖解讓
護理統計分析
更簡單

序言

　　護理系的教學宗旨一向是傳授學生護理專業知識及技能，培育具備 3C「照護（Care）、關懷（Concern）及熱忱（Compassion）」的特質、符合社會健康需求的護理專業人才，但對於數據的整理與分析略感不足，尤其對統計分析的實務並不擅長。

　　本書是以「最容易理解為目標」，專為護理系學生或護理人員所撰寫的統計分析入門書。

　　談到統計學，最初讓人聯想到數學式子或是艱難的數學，另外，談到醫學統計也會聯想到投稿至醫學專門期刊的高級論文吧？

　　可是，本書全然不涉獵艱深的數學或高度的理論。本書中出現的數據，像是縮收壓、血糖值、膽固醇、體脂肪率等，列舉護理工作內容中成為話題的身邊測量值，使用此類熟悉的數值來學習護理所需的統計知識，更能加深認識統計學為何物。

　　因之，使用身邊熟悉的數據，想必會讓您更加深感受到統計學的用途。

　　以前個人曾在護理系兼過課，發現護理系學生對統計學是陌生的，且護理系安排的統計學分也只是 2 學分左右，而且也並非是主要的學習課程，所以學生實在是懂得非常有限。有鑑於此，本書涵蓋的範圍對護理系學生而言是最少所需的內容，包含了敘述統計及推論統計的部分，讓護理系學生也能知道統計分析是什麼。待日後就職時，與醫師的溝通才不會霧裡看花，懵懵懂懂、一知半解。

　　本書雖是入門書，但學習的內容對護理系學生是足夠的，本書的計算不使用手算，而是使用功能強大的計算軟體 Excel，因之計算全不費工夫。若看完本書覺得內容仍感不足，或對 Excel 仍不熟悉，不妨再參考五南圖書出版的其他相關書籍，想必更可以加深理解。

　　本書的特徵有以下四項：

1. 只要看數據類型，即可選用適切的統計處理方法。
2. 數據的輸入與其步驟皆有跡可循。

3. 統計處理的方法與其步驟皆清晰明確。

4. 輸出結果的解讀方法簡明易懂。

　　總之，只要對照本書利用滑鼠，任何人均可簡單進行統計分析的操作，問題即可迎刃而解。

　　只要把本書所學的統計方法，並配合本書的操作步驟，即可參照使用，學生就再也不會視統計爲畏途了，說不定還因此開始喜歡統計分析了呢！

東海大學企管系

陳耀茂謹誌

第 10 章　平均數與比率差的檢定求法

第 11 章　單因子變異數分析的求法

第 12 章　無母數統計分析求法

附錄 1　樣本大小與檢定關係

附錄 2　數表

第 1 章
意見調查與問卷製作
──蒐集資料

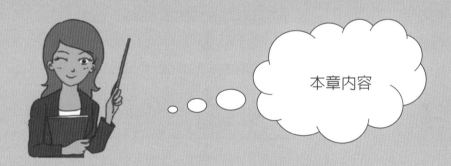

本章內容

1.1 意見調查的問卷製作

　　爲了調查「現代人具有何種煩惱？」以及「承受何種壓力呢？」報紙或電視經常使用意見調查來詢問。

　　雖然乍看是很簡單的意見調查，但實際的調查需要有周全的準備，那麼利用意見調查時，要如何進行適切地調查及研究呢？

　　首先說明大略的流程，之後就各步驟再詳加考察。

<u>失敗例</u>

(1)調查或研究的主題過大。
(2)從調查結果想導出的事項，與研究主題或假設不符合。

■ 調查進行方式的流程圖

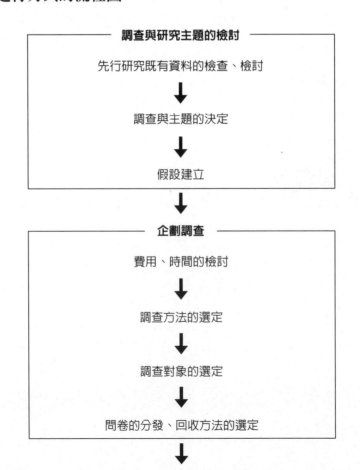

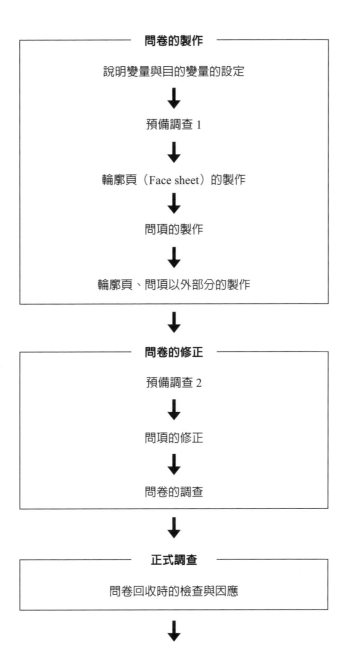

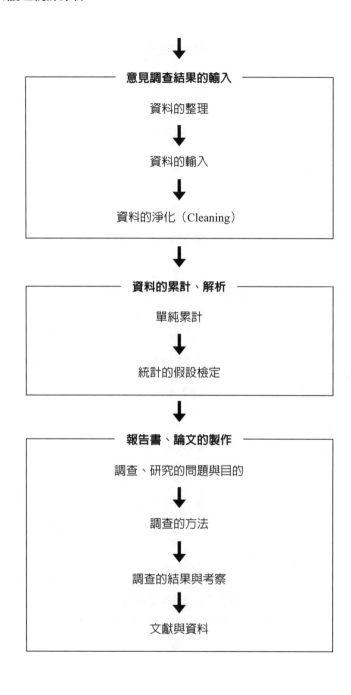

1.2　調查與研究主題的檢討

■ 先行研究既有統計資料的檢索、檢討

首先，針對自己有興趣的事項，尋找相關書籍或論文先行閱讀。
其次，根據其中的關鍵字或引用文獻，再去尋找書籍或既有統計資料。

■ 調查與研究主題的決定

從檢討先行研究既有統計資料的結果中，探討
「問題點或還未解明的事項是什麼？」
使調查的目的明確，並決定調查、研究主題。

■ 假設的設定

決定調查與研究主題之後，就要建立假設。所謂假設是
「某變數與其他變數，某概念與其他概念之間，有何種關係？」
根據理論或經驗，先假設性的加以說明。

1.3 調查的企劃

當調查與研究主題已決定，假設也設定時，就需要著手調查的具體企劃，那麼要如何企劃調查才好呢？請看以下說明。

■ 調查方法選定

此處介紹在實際調查中，經常加以利用的意見調查與訪談調查兩種方法。考察自己的調查與研究主題或假設，並選擇合適的方法。

(1) 意見調查

所謂意見調查，是事先準備好有關調查內容的問題，照著問題讓調查對象者回答，再蒐集資料的方法。此調查法包含讓調查對象者自填問卷所記入的問題，以及由調查員朗讀問題，由調查員記入調查對象者所回答的內容。

(2) 面談調查

調查員與調查對象面談，依據調查目的進行詢問，利用其回答蒐集資料的方法。訪談調查與意見調查不同，端看調查對象者的反應，再進行補充詢問或變更詢問內容或追加詢問項目。

以預備調查來說，首先利用面談調查蒐集各種意見，再根據這些來製作意見調查項目，然後再實施意見調查，此兩種調查方法並用的情形也有。

■ 調查對象者的選定

從母體選取所需要的樣本稱為抽樣。

所謂母體是指想調查的所有對象人員。

抽樣的代表性方法有以下幾種：

(1) 簡單隨機抽樣法

將母體中包含的所有人編好號碼，並以亂數表等抽出樣本的方法。

(2) 系統抽樣法

只有第一個樣本隨機選出，之後以等間隔選出樣本的方法。

(3) 多段抽樣法

從母體分階段抽出樣本的方法。

(4) 層別抽樣法

將母體分成若干層，按各層別抽出樣本的方法。

■ 問卷的分發、回收方法的選定

　　取決於問卷的分發或回收的方式，其回收率或回答的可靠性會出現不同。請看較具代表的分發、回收方法。

(1) 個別面談調查法

　　調查員前往調查對象者的所在地（住處或公司），並以口頭朗讀詢問項目，讓對方當場回答的方法。

(2) 留置調查法

　　調查員前往調查對象者的住處並送交問卷，待數日後（通常數週後）再去回收的方法。

(3) 郵寄調查法

　　將問卷郵寄給調查對象者，並讓對方寄回其回答的方法。

(4) 集合調查法

　　將調查對象者聚集於一場所，並當場分發問卷，令其回答的方法。

(5) 電話調查法

　　由調查員打電話給調查對象者，透過朗讀詢問項目，令其回答的方法。

1.4 問卷的製作

此處將說明如何製作實際的問卷。

■ 說明變量與目的變量的設定

當考察因果關係時，要設定說明變量與目的變量。說明變量也稱為獨立變數或預測變數，目的變量也稱為從屬變數或基準變數。說明變量表示原因，目的變量表示結果。

■ 預備調查 1

在製作正式調查的問題之前，還需先進行訪談調查作為預備調查的情形也有。

通常需要預備調查之情形，是先行研究或既有統計資料較少時。

■ 輪廓頁（Face sheet）的製作

所謂輪廓頁是詢問性別或年齡等有關調查對象者之屬性。

（例 1） 請回答您的性別。
　　　　1. 女性　　　　2. 男性
（例 2） 請回答您的年齡。（　　）歲
（例 3） 您目前是否已婚呢？
　　　　1. 是　　　　2. 不是
（例 4） 目前您與誰一起同住呢？
　　　　（　　　　　　　　　　　）

■ 問題的製作

（例 1） 您以前曾看過精神科、身心內科等嗎？
　　　　1. 有　　　　2. 無
（例 2） 您目前的心情是屬於以下何者？
　　　　1. 經常鬱悶　　2. 稍微鬱悶
　　　　3. 不太鬱悶　　4. 完全不鬱悶
（例 3） 您搭乘何種交通工具會覺得呼吸困難呢？按呼吸困難之順序列舉 3 項。如無法列舉 3 項時，不用勉強也沒關係。

1. 捷運　　　2. 公車　　　3. 計程車　　　4. 自用車
5. 腳踏車　　6. 摩托車　　7. 船　　　　　8. 飛機
第一位（　　　　　）　第二位（　　　　　）　第三位（　　　　　）
（例4）　您覺得可怕的事情或可怕的東西是什麼？請自由填寫。
（　　　　　　　　　　　　　　　　　　　　　）

■ 輪廓頁、問項以外部分的製作

問卷中除了輪廓頁及問項以外，還要列入什麼才好呢？

其 1　調查年月日

問卷的送交日要使調查者或調查對象者知道

其 2　標題

標題要直接了當地表現調查內容，不要過長

其 3　調查者的資訊

需要讓對方知道調查者是誰再進行調查

其 4　調查的目的

簡潔地記入調查目的，儘量避免會影響回答的記述

其 5　調查結果的活用方法

明確告知調查結果要如何使用，告知不會侵犯個人的隱私

其 6　注意事項

在進行意見調查時，如有需要注意的地方，請讓對方於回答前先在問題中指示

其 7　調查結果的報告

對於想知道調查結果的人，要讓對方知道結果

其 8　聯絡地點

為了接受有關調查的詢問，聯絡地點一定要明確記載。

1.5 問卷的修正

重新再看一遍問卷並進行修正。

■ 預備調查 2

在正式調查之前,將完成的問題內容讓第三者做確認。

如有需要可以樣本的一小部分來實際進行調查看看。觀察此處的調查結果,如有不易了解的項目或容易招致誤解的項目時,進行修正或刪除。

此預備調查是為了使正式調查變得更好所致。如無法一次好好修正時,可重複數次預備調查。

■ 問項的修正

修正或刪除不易了解的問項或容易招致誤解的問項。

■ 問卷的調整

問項的修正或刪除完成時,最後確認有無錯字、漏字。

1.6　有關就業調查的問卷例

問卷 1

0000 年 0 月 0 日

有關就業調查的請託

　　這是有關「就業壓力」的調查。想掌握與研究目前在公司任職的人有何種壓力以及程度如何？

　　此意見調查的結果，在經過統計處理之後，想以一般的傾向加以表現，因之絕對沒有特定個人一事。請依據自己的想法或意見照實回答。

　　百忙中打擾甚感抱歉，但請務必協助本調查。

〈填寫注意事項〉
・回答時，請不要與其他人商談，務必由一人回答。
・回答結束時，請再次確認回答欄有無漏寫。

〈關於調查結果及詢問〉
　　想知道調查結果的人，容日後再行告知，有意願者可洽詢下記聯絡地址。另外，如有疑問者亦歡迎洽詢。

聯絡地址：00 大學 00 學院 00 學系
住址：00 市 00 路 00 號
電話：0000-0000
E-mail：00@00.thu.tw

問卷 2

想打聽您本身。
　　在適當的數字中予以圈選。空欄請以數字或文章回答。

問 1.1　　請回答您的性別。
　　　　　1. 女性　　　　2. 男性

問 1.2　　請回答您的年齡。
　　　　　（　　　）歲

問 1.3　　您目前擔任何種工作？
　　　　　（　　　　　　　）

問 1.4　　請回答您一週的工作時數？
　　　　　約（　　　　　）小時

問卷 3

問 2　　您有過無法入睡的情形嗎？
　　　　請在適當的數字中圈選一者。
　　　　1. 經常　　　　2. 有時
　　　　3. 不太常　　　4. 完全沒有

問 3　　您有過早上早醒之後，就無法再入眠的情形嗎？
　　　　1. 經常　　　　2. 有時
　　　　3. 不太常　　　4. 完全沒有

問 4　　您覺得有厭食或暴食的情形嗎？
　　　　1. 覺得　　　　2. 不覺得

問 5.1　您有可以商談自己煩惱的人嗎？
　　　　1. 有　　　　　2. 無

問 5.2　在問 5.1 中如回答「1. 有」的人才要回答。
　　　　那他（她）是誰？
　　　　（　　　　　　　　　　）

問卷 4

問 6 您最近會覺得工作時無法集中嗎？
1. 經常覺得　　2. 略微覺得
3. 不太覺得　　4. 完全不覺得

問 7 您最近是否覺得疲勞無法解除呢？
1. 經常覺得　　2. 略微覺得
3. 不太覺得　　4. 完全不覺得

問 8 您最近會覺得煩躁不安嗎？
1. 經常覺得　　2. 略微覺得
3. 不太覺得　　4. 完全不覺得

問 9 您與家人在一起會覺得寬心嗎？
1. 相當寬心　　2. 略微寬心
3. 不太寬心　　4. 完全不寬心

1.7　意見調查表的輸入步驟

步驟 1　在 Excel 工作表的第 1 列輸入詢問項目。

	A	B	C	D	E	F	G	H	I
1	調查回答者	性別	年齡	血糖值	脂肪攝取量	壓力	運動	飲酒	
2									
3									
4									
5									

步驟 2　於工作表的第 2 列輸入調查回答者 No.1 的結果。

	A	B	C	D	E	F	G	H	I
1	調查回答者	性別	年齡	血糖值	脂肪攝取量	壓力	運動	飲酒	
2	1	男性	27	正常	不多	有感覺	偶而	偶而	
3									
4									
5									

步驟 3　之後按順序輸入意見調查表的結果。

	A	B	C	D	E	F	G	H	I
1	調查回答者	性別	年齡	血糖值	脂肪攝取量	壓力	運動	飲酒	
2	1	男性	27	正常	不多	有感覺	偶而	偶而	
3	2	男性	47	高	不多	略有感覺	不太有	不太有	
4	3	女性	57	正常	不多	有感覺	偶而	偶而	
5	4	女性	24	高	多	不太有	不太有	偶而	
6	5	女性	39	正常	不多	有感覺	偶而	不太有	
7	6	男性	26	正常	多	略有感覺	經常	不太有	
8	7	女性	24	正常	不多	略有感覺	不太有	不太有	
9	8	女性	28	正常	多	有感覺	偶而	經常喝	
10	9	男性	36	正常	不多	有感覺	不太有	不太有	
11	10	女性	34	正常	不多	不太有	偶而	全然不喝	
12	11	男性	58	正常	不多	有感覺	經常	全然不喝	
13	12	男性	36	正常	多	有感覺	偶而	偶而	
14	13	女性	46	正常	不多	不太有	偶而	不太有	
15	14	女性	61	正常	不多	有感覺	經常	經常喝	
16	15	男性	62	正常	不多	不太有	不太有	偶而	
17	16	男性	35	高	多	不太有	經常	不太有	
18	17	男性	49	高	多	略有感覺	不太有	不太有	
19	18	男性	29	正常	多	略有感覺	偶而	偶而	
20	19	男性	33	高	多	有感覺	偶而	偶而	
21	20	男性	27	高	多	有感覺	不太有	不太有	
22	21	女性	48	正常	不多	有感覺	經常	全然不喝	

表1.2.2　意見調查的結果

Note

第 2 章
交叉表的製作

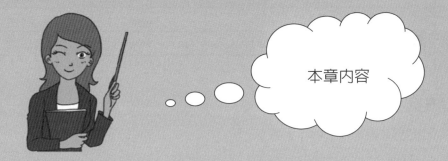

本章內容

2.1 何謂交叉表

交叉表（Cross table）如以下所示的長方形表格：

表 2.1.1 2×2 交叉表

	受花粉症所苦	不受花粉症所苦
大都市	132 人	346 人
地方都市	95 人	403 人

表 2.1.2 2×3 交叉表

	20 世代	40 世代	60 世代
不眠症	$f_{11} = 140$ 人	$f_{12} = 254$ 人	$f_{13} = 228$ 人
飛不眠症	$f_{21} = 394$ 人	$f_{22} = 530$ 人	$f_{23} = 215$ 人

■ 從交叉表可以了解什麼

從交叉表可以了解什麼呢？
譬如，以下交叉表的情形：

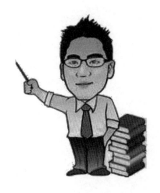

脂肪能量比率是 1～29 歲 ≥ 30%
30 歲以上 ≥ 25% 的人即為
脂肪能量多的人

表 2.1.3　血糖值與脂肪攝取量的關係

	脂肪攝取量多	脂肪攝取量不多
血糖值高	15 人	6 人
血糖值正常	7 人	14 人

(1)「血糖值與脂肪攝取量之間，是否有何種關聯呢？」
(2)「血糖值高的人與脂肪攝取量之間，是否有關聯呢？」
如上述之類的問題，都可以找出答案。
以交叉表的統計處理來說，可以考慮如下：
(1) 勝算比
(2) 獨立性檢定
(3) 殘差分析

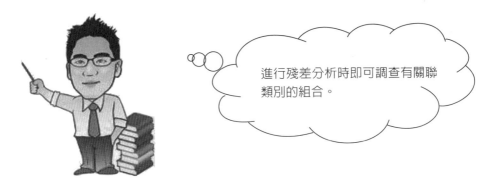

進行殘差分析時即可調查有關聯
類別的組合。

■ **交叉表的製作**

根據意見調查來製作交叉表看看。
有關血糖值與脂肪攝取量的交叉表，即為如下：

表 2.1.4　血糖值與脂肪攝取量的交叉表

	脂肪攝取量多	脂肪攝取量正常
血糖值高	情況 1	情況 2
血糖值正常	情況 3	情況 4

試求出滿足以下條件的案例數。
(1) 血糖值高且脂肪攝取量多的人？

(2) 血糖值高且脂肪攝取量不多的人？
(3) 血糖值正常且脂肪攝取量多的人？
(4) 血糖值正常且脂肪攝取量不多的人？
那麼要如何做呢？

當然，要將回收的調查表一張一張的觀察，然後計數滿足各個條件的案例數，但如此甚花時間。

此時，可利用 Excel 的樞紐分析表。

■ 利用 Excel 交叉表的製作

步驟 1　將調查結果輸入到工作表中。
從 [插入] 的清單中選擇 [樞紐分析表]。

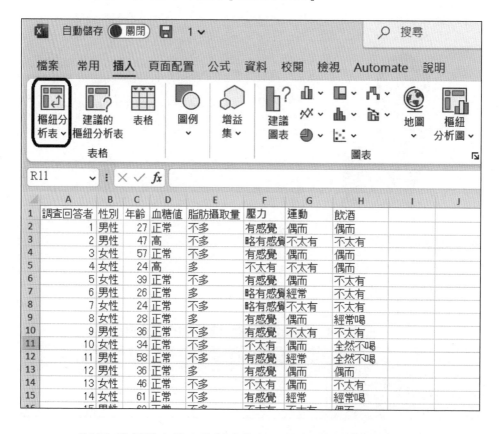

此時如游標放在輸入資料中的任一儲存格時，就會顯示如下：

步驟 2　數據的範圍因被指定，故按 [確定]。

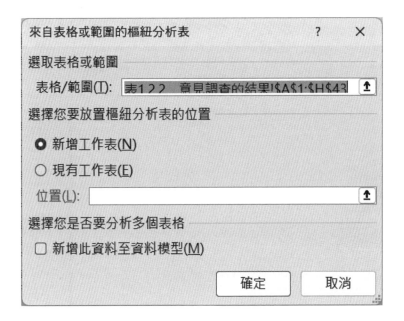

若滑鼠游標放在工作表的空白處時，則如下輸入：

步驟 3 變成如下畫面了嗎？

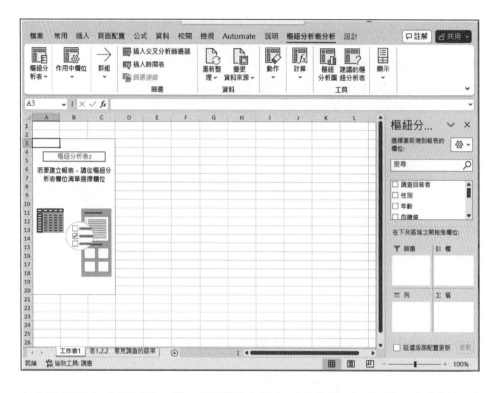

如無法顯示如上畫面時，點一下樞紐分析表下方的選項，勾選 [古典樞紐分析表版面配置]。

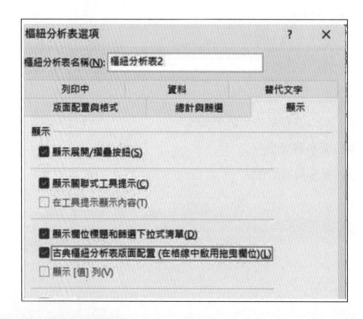

步驟 4　將脂肪攝取量拖移至 [欄] 中。

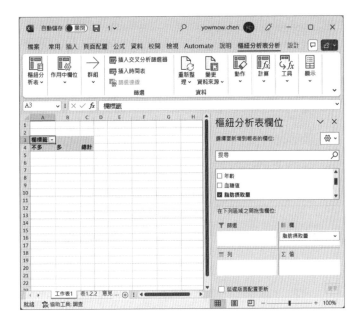

步驟 5　同樣，將血糖值拖移至 [列] 中。

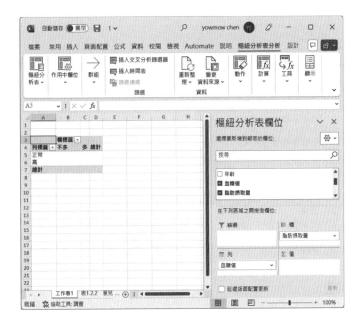

步驟 6 最後，將調查回答者拖移至值之中。

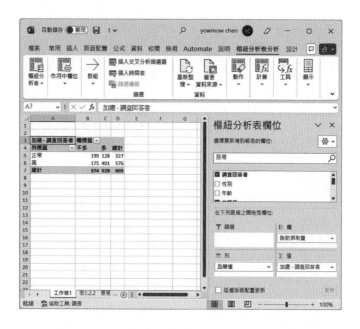

按一下加總 - 調查回答者旁的▼，選擇值欄位設定，接著出現如下畫面。

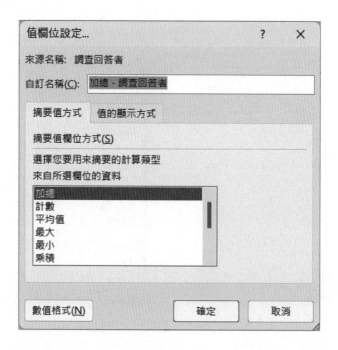

步驟 7　選擇 [計數] 後，按 [確定]。

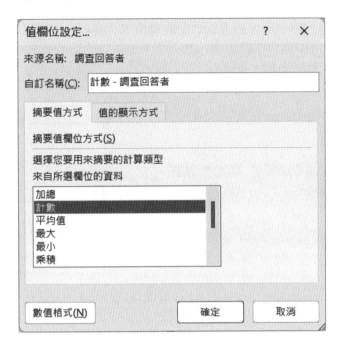

步驟 8　交叉表完成如下。

	A	B	C	D	E	F
1						
2						
3	計數 - 調查回答者	欄標籤				
4	列標籤	不多	多	總計		
5	正常	14	7	21		
6	高	6	15	21		
7	總計	20	22	42		
8						

步驟 9 將 [列標籤] 處快速點選兩次後更改為 [脂肪攝取量]，[列標籤] 處則改成血糖量。

或者，按一下您要重新命名的欄位或專案。在 [選項] 索引標籤的 [作用中欄位] 群組中，按一下 [作用中的功能變數] 文字方塊。輸入新的名稱，按確定。

	A	B	C	D	E	F
1						
2						
3	計數 - 調查回答者	脂肪攝取量 ▾				
4	血糖值 ▾	多	不多	總計		
5	高	15	6	21		
6	正常	7	14	21		
7	總計	22	20	42		
8						
9						

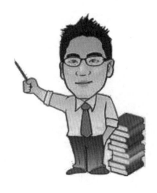

若要將 Excel 的列或欄對調時：
1. 打開 Excel，找到要互換的兩列。
2. 選中其中一列資料。此時滑鼠是「十」字形。
3. 按住 shift 鍵 + 滑鼠左鍵，待滑鼠形狀變成帶有四個箭頭的「十」字形狀之後。
4. 繼續移動滑鼠，當出現的綠色線條由行變成列，且在需要互換的資料列一側時，放開滑鼠。
5. 此時在 EXCEL 中兩列互換成功。

2.2 獨立性檢定

交叉表的使用，可以調查 2 個要因之間的關係。
以下的數據是調查血糖值與脂肪攝取量所知的結果。
試使用獨立性檢定調查
「血糖值與脂肪攝取量之間有何種關聯？」

表 2.2.1　血糖值與脂肪攝取量的交叉表。（單位：人）

	脂肪攝取量多	脂肪攝取量正常	合計
血糖值高	15	6	21
血糖值正常	7	14	21
合計	22	20	42

此檢定是從建立如下的虛無假設與對立假設開始的：
虛無假設 H_0：血糖值與脂肪攝取量之間是獨立的
對立假設 H_1：血糖值與脂肪攝取量之間有關聯

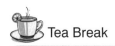
Tea Break

獨立即為無關聯。

■ 獨立性檢定的體系

步驟 1　建立虛無假設與對立假設。

母體

虛無假設 H_0：血糖值與脂肪攝取量之間是獨立的
對立假設 H_1：血糖值與脂肪攝取量之間有關聯

隨機抽樣

	B_1	B_2	合計
A_1	a	b	a + b
A_2	c	d	c + d
合計	a + c	b + d	a + b + c + d

此時的附帶條件是期望次數要在 5 以上。

步驟 2 從母體隨機抽出樣本，計算檢定統計量。

$$檢定統計量 = \frac{(a+b+c+d) \times (ad-bc)^2}{(a+c) \times (b+d) \times (a+b) \times (c+d)}$$

步驟 3 如果此檢定統計量包含在圖 2.2.1 的否定域中，說明在 5% 的顯著水準下否定虛無假設。

 Tea Break

不加以否定，即為不能說是有關聯。寫論文時不要忘了效果大小。

表 2.2.1 的檢定統計量即為：

$$檢定統計量 = \frac{(a+b+c+d) \times (ad-bc)^2}{(a+c) \times (b+d) \times (a+b) \times (c+d)}$$
$$= \frac{42 \times (15 \times 14 - 6 \times 7)^2}{22 \times 20 \times 21 \times 21}$$
$$= 6.109$$

此檢定統計量近似於自由度 1 的卡方分配。$\chi^2(1, 0.05) = 3.841$ 可查附錄中的數值表即可得出。

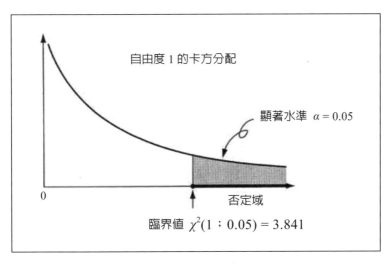

圖 2.2.1　顯著水準與否定域

檢定統計量與臨界值相比，

檢定統計量 6.109 ≧ 臨界值 3.841

因之，得知：

「血糖值與脂肪攝取量之間有關聯」。

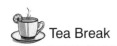
Tea Break

W/H（Waist/Hip）比在 0.8 以上時容易得生活習慣病。
蘋果型肥滿的人比洋茄子型肥滿的人要多注意。

■ 顯著機率也很方便

所謂顯著機率是指檢定統計量外側的機率（面積）。

因此，利用如下的顯著機率與顯著水準之比，也能判定檢定統計量是否落入否定域中。

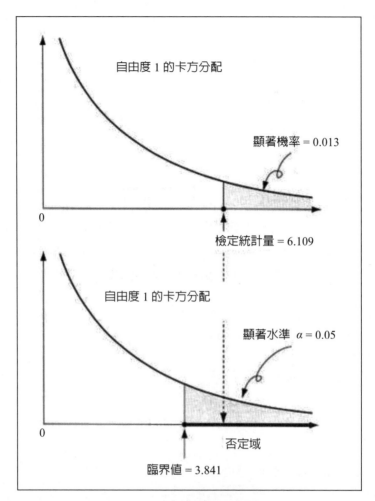

圖 2.2.2　顯著機率與顯著水準

顯著機率與顯著水準之比
顯著機率 0.013 < 顯著水準 0.05
所以，在顯著水準 5% 下，虛無假設 H_0 被否定。

■ 利用 Excel 獨立性檢定的步驟

步驟 1　工作表如下輸入。

	A	B	C	D
1		脂肪攝取量多	脂肪攝取量不多	合計
2	血糖值高	15	6	
3	血糖值正常	7	14	
4	合計			
5				
6	檢定統計量			
7				
8	否定域			
9				
10	顯著機率			
11				
12				

步驟 2　計算各個儲存格的合計。
B4=SUM(B2:B3)
D2=SUM(B2:C2)
D3=SUM(B3:C3)
D4=SUM(D2:D3)
C4=SUM(C2:C3)

	A	B	C	D
1		脂肪攝取量多	脂肪攝取量不多	合計
2	血糖值高	15	6	21
3	血糖值正常	7	14	21
4	合計	22	20	42
5				
6	檢定統計量			

步驟 3　計算檢定統計量，於 B6 的儲存格中輸入
=D4*(B2*C3-B3*C2)^2/(B4*C4*D2*D3)

	A	B	C	D	E
1		脂肪攝取量多	脂肪攝取量不多	合計	
2	血糖值高	15	6	21	
3	血糖值正常	7	14	21	
4	合計	22	20	42	
5					
6	檢定統計量	=D4*(B2*C3−B3*C2)^2/(B4*C4*D2*D3)			
7					
8	否定域				
9					
10	顯著機率				

步驟 4 求臨界值。於 B8 的儲存格中輸入
　　　　　=CHISQ.INV.RT(0.05,1)

	A	B	C	D	E
1		脂肪攝取量多	脂肪攝取量不多	合計	
2	血糖值高	15	6	21	
3	血糖值正常	7	14	21	
4	合計	22	20	42	
5					
6	檢定統計量	6.109			
7					
8	否定域	=CHISQ.INV.RT(0.05,1)			

步驟 5 求顯著機率。於 B10 的儲存格中輸入
　　　　　=CHISQ.DIST.RT(B6,1)

	A	B	C	D
		CHISQ.DIST.RT(x, deg_freedom)		
1		脂肪攝取量多	脂肪攝取量不多	合計
2	血糖值高	15	6	21
3	血糖值正常	7	14	21
4	合計	22	20	42
5				
6	檢定統計量	6.109		
7				
8	否定域	3.841		
9				
10	顯著機率	=CHISQ.DIST.RT(B6,1)		

步驟 6 是否變成如下了呢？

	A	B	C	D
1		脂肪攝取量多	脂肪攝取量不多	合計
2	血糖值高	15	6	21
3	血糖值正常	7	14	21
4	合計	22	20	42
5				
6	檢定統計量	6.109		
7				
8	否定域	3.841		
9				
10	顯著機率	0.013		

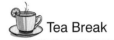Tea Break

當無法否定虛無假設 H_0：A 與 B 之間是獨立的，此即為「A 與 B 之間不能說是有關聯」。

■ YATES 校正

獨立性檢定的檢定統計量是以卡方分配作為近似。
為了使近似略為好些，想出如下的檢定統計量。

$$檢定統計量\ T = \frac{N \times \left\{ |a \times d - b \times c| - \dfrac{N}{2} \right\}^2}{(a+c) \times (b+d) \times (a+b) \times (c+d)}$$

$$其中，T = a + b + c + d$$

此方法稱為葉茲（Yates）校正。
表 2.2.1 的交叉表的情形是：

$$檢定統計量\ T = \frac{42 \times \left\{ |15 \times 14 - 6 \times 7| - \dfrac{42}{2} \right\}^2}{22 \times 20 \times 21 \times 21}$$

$$= 4.667$$

■ Fisher 的精確機率檢定

所謂 Fisher 的精確機率檢定是針對如下數據調查以下假設的檢定方法。

要因 A ＼ 要因 B	B_1	B_2	合計
A_1	a	b	$a + b$
A_2	c	d	$c + d$
合計	$a + c$	$b + d$	$a + b + c + d$

虛無假設 H_0：兩要因 A, B 相互獨立

雖然與獨立性檢定同樣的假設，但獨立性檢定是以卡方分配作爲近似，因之數量少時，此近似的程度會變差。

相對的，Fisher 的精確機率檢定，是直接計算顯著機率而非以近似方式，因之數據少時也是有效的。

■ Fisher 精確機率檢定的求法

步驟 1 於 SPSS 的資料視圖中如下輸入數據。

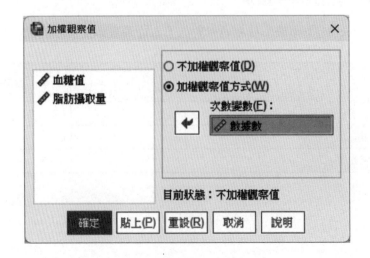

此時需要進行觀察值加權。

從清單的資料中選擇加權觀察值。出現如下畫面。

步驟 2　從 SPSS 的 [分析] 的清單中選擇 [敘述統計] ➡ [交叉資料表]。

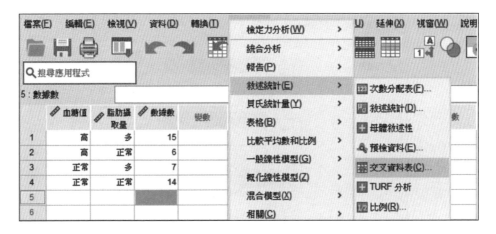

步驟 3　出現以下交叉資料表。

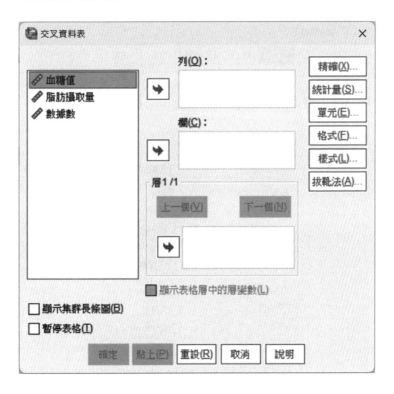

步驟 4 接著將血糖值移入[列]的方框中，脂肪攝取量移入[欄]的方框中。

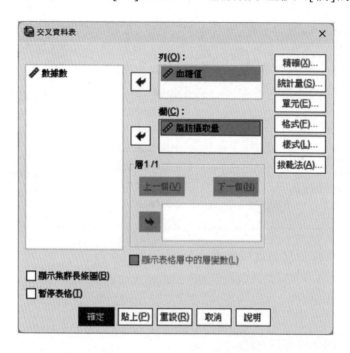

步驟 5 按一下步驟 4 的 [統計量]，勾選卡方檢定，並按 [繼續]。

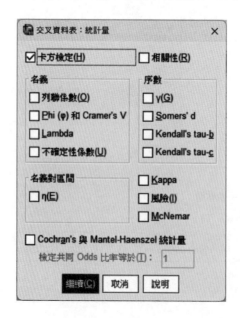

步驟 6　勾選步驟 4 的 [精確]，點選精確，按下 [繼續]。

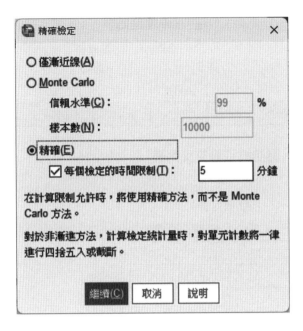

步驟 7　變成以下畫面時按 [確定]。

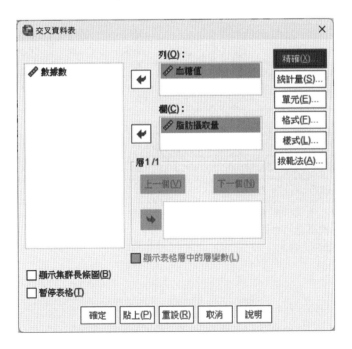

■ 利用 SPSS 精確機率的輸出

觀察值處理摘要

	觀察值					
	有效		遺漏		總計	
	N	百分比	N	百分比	N	百分比
血糖值 * 脂肪攝取量	42	100.0%	0	0.0%	42	100.0%

血糖值 * 脂肪攝取量交叉列表

計數

		脂肪攝取量		
		多	正常	總計
血糖值	高	15	6	21
	正常	7	14	21
總計		22	20	42

卡方檢定

	值	df	漸近顯著性（兩端）	精確顯著性（2端）	精確顯著性（1端）	點機率
Pearson 卡方檢定	6.109[a]	1	.013	.029	.015	
連續校正 [b]	4.677	1	.031			
概似比	6.268	1	.012	.029	.015	
費雪（Fisher）精確檢定				.029	.015	
線性對線性關聯	5.964[c]	1	.015	.029	.015	.012
有效觀察值的數目	42					

a. 0 單元（0.0%）預期計數小於 5。預期的計數下限為 10.00
b. 只針對 2×2 表格進行計算
c. 標準化統計量為 2.442

■ 例題

例題 2.1
根據下表數據，以 Excel 製作血糖值與運動的交叉表。

表 2.2.2　意見調查結果

調查 回答者	性別	年齡	血糖值	脂肪 攝取量	壓力	運動	飲酒
1	男性	27	正常	不多	有感覺	偶而	偶而
2	男性	47	高	不多	略有感覺	不太有	不太有
3	女性	57	正常	不多	有感覺	偶而	偶而
4	女性	24	高	多	不太有	不太有	偶而
5	女性	39	正常	不多	有感覺	偶而	不太有
6	男性	26	正常	多	略有感覺	經常	不太有
7	女性	24	正常	不多	略有感覺	不太有	不太有
8	女性	28	正常	多	有感覺	偶而	經常喝
9	男性	36	正常	不多	有感覺	不太有	不太有
10	女性	34	正常	不多	不太有	偶而	全然不喝
11	男性	58	正常	不多	有感覺	經常	全然不喝
12	男性	36	正常	多	有感覺	偶而	偶而
13	女性	46	正常	不多	不太有	偶而	不太有
14	女性	61	正常	不多	有感覺	經常	經常喝
15	男性	62	正常	不多	不太有	不太有	偶而
16	男性	35	高	多	不太有	經常	不太有
17	男性	49	高	多	略有感覺	不太有	不太有
18	男性	29	正常	多	略有感覺	偶而	偶而
19	男性	33	高	多	有感覺	偶而	偶而
20	男性	27	高	多	有感覺	不太有	不太有
21	女性	48	正常	不多	有感覺	經常	全然不喝
22	男性	49	高	多	不太有	不太有	偶而

調查回答者	性別	年齡	血糖值	脂肪攝取量	壓力	運動	飲酒
23	男性	48	高	不多	略有感覺	偶而	不太有
24	男性	68	正常	多	有感覺	偶而	經常喝
25	男性	33	正常	多	有感覺	不太有	不太有
26	女性	34	正常	不多	略有感覺	偶而	全然不喝
27	男性	24	正常	不多	有感覺	偶而	偶而
28	男性	58	高	多	略有感覺	不太有	偶而
29	男性	48	高	多	不太有	不太有	不太有
30	男性	58	高	多	略有感覺	不太有	經常喝
31	男性	24	高	多	有感覺	偶而	不太有
32	女性	49	高	多	不太有	不太有	不太有
33	男性	62	高	多	有感覺	不太有	全然不喝
34	女性	39	高	不多	不太有	經常	全然不喝
35	女性	32	正常	多	略有感覺	偶而	經常喝
36	男性	32	高	不多	略有感覺	偶而	經常喝
37	女性	26	正常	不多	不太有	偶而	全然不喝
38	女性	24	高	不多	有感覺	不太有	經常喝
39	男性	49	高	多	略有感覺	不太有	不太有
40	男性	33	高	多	略有感覺	偶而	偶而
41	女性	45	高	多	略有感覺	不太有	不太有
42	男性	34	高	不多	略有感覺	偶而	全然不喝

步驟 1 於工作表輸入數據後，從插入的清單中選擇樞紐分析表。

步驟 2 出現製作樞紐分析表的畫面時，輸入數據範圍，以配置樞紐分析表的位置來說，選擇 [新增工作表]。

步驟 3 變成新工作表的畫面時，將運動移至 [列]。

步驟 4 接著將血糖值移入 [欄] 中。

步驟 5 接著將調查回答者移入 [Σ 值] 中。

步驟 6 在 [值欄位設定] 的畫面選擇 [計數]，按 [確定]。

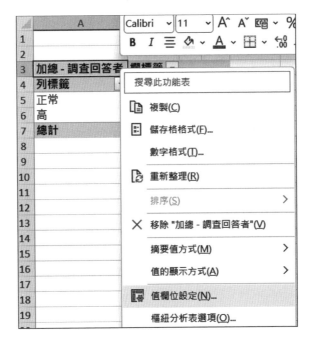

得出如下結果。

	A	B	C	D	E	F
1						
2						
3	計數 - 調查回答者	欄標籤 ▼				
4	列標籤 ▼	不太有	偶而	經常	總計	
5	正常	4	13	4	21	
6	高	13	6	2	21	
7	總計	17	19	6	42	
8						

■ 獨立性檢定

例題 2.2
就以下交叉表的血糖值與蛋白質進行獨立性檢定。

表 2.2.3 血糖值與蛋白質種類的關係

	喜愛肉	喜愛魚	合計
血糖值高	19	8	27
血糖值正常	27	36	63
合計	46	44	90

步驟 1 建立虛無假設與對立假設：
H_0：血糖值與蛋白質種類的關係是獨立的
H_1：血糖值與蛋白質種類的關係有關聯

步驟 2 使用 Excel 計算檢定統計量：
$$T = \frac{90 \times (19 \times 36 - 8 \times 27)^2}{46 \times 44 \times 27 \times 63} = 5.7256$$

步驟 3 使用 Excel 求：
CHISQ.INV.RT(5.7256,1)=0.0167

步驟 4 顯著機率 0.0167 < 顯著水準 0.05
因之，在顯著水準 5% 下虛無假設 H_0 被否定。
因此，血糖值與蛋白質種類的關係有關聯。

第 3 章
風險比與勝算比的求法

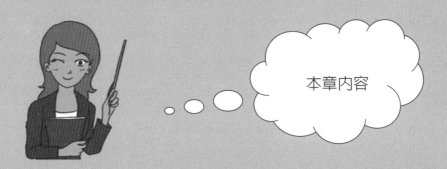

本章內容

3.1 風險比是什麼

表 3.1.1 風險比的交叉累計表

	有糖尿病的人	無糖尿病的人	合計
要因 A	a	b	$a+b$
要因 B	c	d	$c+d$

此時，在要因 A 中，糖尿病的發病率 p 即為：

$$p = \frac{a}{a+b}$$

在要因 B 中，糖尿病的發病率 q 即為：

$$q = \frac{c}{c+d}$$

兩者之比：

$$RR = \frac{p}{q} = \frac{\dfrac{a}{a+b}}{\dfrac{c}{c+d}}$$

即稱為「風險比（Risk Ratio, RR）」，也稱為「相對風險」。

風險比的例子，以如下抽菸與肺癌的數據來考察。

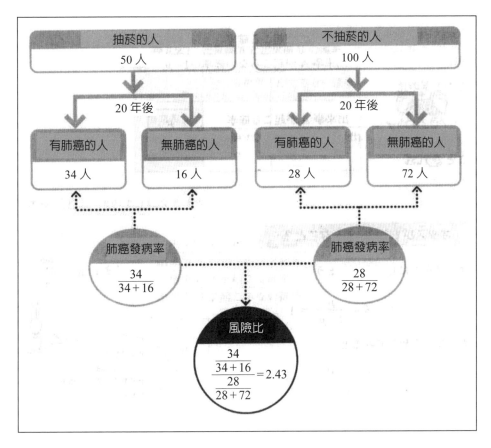

抽菸的人與不抽菸的人相比，得肺癌的風險是 2.43 倍。

3.2 勝算與勝算比是什麼

將事件 A 發生的機率設為 p，未發生的機率設為 q，所謂勝算（Odds）是

$$勝算 = \frac{事件\ A\ 發生的機率}{事件\ A\ 未發生的機率} = \frac{p}{1-p}$$

■ 勝算 1 是指什麼？

假設勝算為 1 的情形。

$$勝算 = \frac{p}{1-p} = 1$$

將之變形，

$P = 1 - p$

$2p = 1$

$P = \frac{1}{2}$

因之，事件 A 的發生機率 $p = \frac{1}{2}$，未發生機率 $(1-p) = \frac{1}{2}$。

勝算 1 是說事件 A 發生之機率與事件 A 不發生之機率相同。

■ 勝算比的定義

將 2 個事件設為事件 A 與事件 B 時，勝算比的定義即為如下：

表 3.2.1

	發生機率	未發生機率
事件 A	p	$1-p$
事件 B	q	$1-q$

$$勝算比 = \frac{\dfrac{事件\ A\ 發生的機率}{事件\ A\ 未發生的機率}}{\dfrac{事件\ B\ 發生的機率}{事件\ B\ 未發生的機率}} = \frac{\dfrac{p}{1-p}}{\dfrac{q}{1-q}} = \frac{p \times (1-q)}{(1-p) \times q}$$

對「勝算比（Odds Ratio, OR）」來說，二項分配有兩個，四項分配有一個，有如此的兩種表現方式。

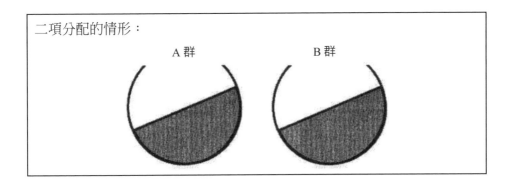

二項分配的情形：

A 群　　　　　　B 群

四項分配的情形：

$A \cap B$	$A \cap \overline{B}$
$\overline{A} \cap B$	$\overline{A} \cap \overline{B}$

■ 勝算比為 1 是指什麼？

若將勝算比設為 1，即：

$$\text{勝算比} = \frac{\dfrac{p}{1-p}}{\dfrac{q}{1-q}} = 1$$

將此式變形時，

$$\frac{p}{1-p} = \frac{1}{1-q}$$

$$p \times (1-q) = q \times (1-p)$$

$$p - pq = q - qp$$

$$p = q$$

換言之，勝算比 1 是指：

「事件 A 發生之機率 = 事件 B 發生之機率」。

(1) 勝算比小於 1

　　譬如，喝紅酒的人比不喝紅酒的人，其得到胃潰瘍的風險較低。

(2) 勝算比大於 1

　　譬如抽菸的人比不抽菸的人，容易得到肺癌的風險較高。

■ 勝算比的檢定與 2 個母體差之檢定

因此檢定

　　假設 H_0：勝算比 = 1

與檢定

　　假設 H_0：2 個比率 p, q 相等

是相同的。

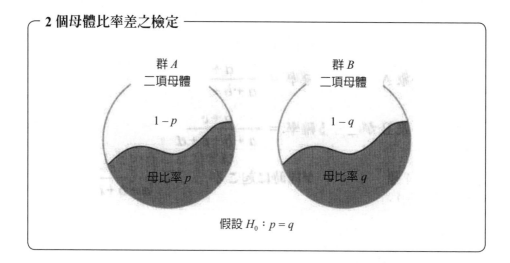

── **2 個母體比率差之檢定** ──

群 A
二項母體

$1 - p$

母比率 p

群 B
二項母體

$1 - q$

母比率 q

假設 H_0：$p = q$

■ 勝算比的另一呈現

表 3.2.2　事件 A 與事件 B 的次數

	事件 B 發生的次數	事件 B 不發生的次數
事件 A 發生的次數	a	b
事件 A 不發生的次數	c	d

$P(A)$, $P(B)$, $P(A \cap B)$ 如下定義：

$P(A)$：事件 A 發生的機率 $= \dfrac{a+b}{a+b+c+d}$

$P(B)$：事件 B 發生的機率 $= \dfrac{a+c}{a+b+c+d}$

$P(A \cap B)$：事件 A 與事件 B 同時發生之機率 $= \dfrac{a}{a+b+c+d}$

當事件 A 與事件 B 獨立時，以下等式成立：

$P(A \cap B) = P(A) \times P(B)$

換言之，即為：

$$\dfrac{a}{a+b+c+d} = \dfrac{a+b}{a+b+c+d} \times \dfrac{a+c}{a+b+c+d}$$

將此式變形時，

$a \times (a+b+c+d) = (a+b) \times (a+c)$

$a^2 + ab + ac + ad = a^2 + ac + ba + bc$

$ad = bc$

$\dfrac{ad}{bc} = 1$

這是什麼呢？

此即為勝算比是 1。

■ 勝算比的檢定與獨立性檢定

因此，檢定

假設 H_0：勝算比 = 1

與檢定

假設 H_0：2 個事件 A，B 是獨立的

是相同的。

3.3 世代研究與病例對照研究

■ 容易明白的世代研究（前瞻性研究）

針對 2 個（或以上）具有相似特徵的群體（Cohorts）所進行的研究。其中一群人是暴露於某種危險因子（Risk factor）或患有特殊病況，另一群則沒有，在後續研究中追蹤記錄兩群人的變化與差異。

以下的數據是針對不愛運動的 100 人與喜愛運動的 100 人，追蹤調查 10 年間的結果。

表 3.3.1　運動與糖尿病的關係

	有糖尿病的人	無糖尿病的人
不愛運動	35	65
喜愛運動	16	84

(1) 不喜愛運動的人，有糖尿病的比例為：

$$\frac{35}{35+65}=0.35$$

(2) 喜愛運動的人，有糖尿病的比例為：

$$\frac{16}{16+84}=0.16$$

因此，此數據的情形，以下的風險比得知為：

$$風險比 = \frac{\dfrac{35}{35+65}}{\dfrac{16}{16+84}} = \frac{0.35}{0.16} = 2.188$$

此風險比 2.188 是指不愛運動的人比喜愛運動的人得糖尿病的風險是 2.188 倍。

■ 容易明白的病例對照研究（回溯性研究）

這是一種以果查因的研究法，是在疾病發生之後追溯假定的病因因素，以及已某種要研究的疾病出發，去探討可能的病因，在時間上是回溯性的，所以又稱為回溯性研究（Retrospective study）。

以下的數據是針對有糖尿病的 51 人與無糖尿病的 149 人調查是否喜愛運動的結果。

表 3.3.2　糖尿病與運動的關係

	有糖尿病的人	無糖尿病的人
不愛運動	35	65
喜愛運動	16	84

(1) 有糖尿病的人之中，不愛運動與喜愛運動的比例是：

$$\frac{\dfrac{35}{35+16}}{\dfrac{16}{35+16}} = \frac{35}{16} = 2.188$$

(2) 無糖尿病的人之中，不愛運動與喜愛運動的比例是：

$$\frac{\dfrac{65}{65+84}}{\dfrac{84}{65+84}} = \frac{65}{84} = 0.774$$

因此，此數據的情形，以下的勝算比是：

$$勝算比 = \frac{\dfrac{35}{16}}{\dfrac{65}{84}} = \frac{35 \times 84}{16 \times 65} = 2.827$$

此勝算比是 2.827，不愛運動的人比喜愛運動的人，容易得到糖尿病的風險較高。

3.4 例題

■ 風險比

例題 **3.1**
以下的數據是針對常喝酒的人與不喝酒的人，追蹤調查 10 年間的結果。
試求風險比。

表 3.3.3　酒與肝硬化的關係

	看得出肝硬化	看不出肝硬化
常喝酒	25	2764
不喝酒	8	1226

解

$$風險比 = \frac{\dfrac{25}{25+2764}}{\dfrac{8}{8+1226}} = 1.38$$

■ 勝算比

例題 **3.2**
以下的數據是針對喜愛甜食與不愛甜食的人，調查血糖值是否高的結果，試求勝算比。

表 3.3.4　甜食與血糖值的關係

	血糖值高	血糖值正常
喜愛甜食	43	39
不愛甜食	4	54

解

$$勝算比 = \frac{43 \times 54}{39 \times 4} = 14.88$$

■ 勝算比的檢定

例題 3.3
以下的數據試針對有糖尿病的人與無糖尿病的人，調查是否喜愛運動的結果。

表 3.3.5　運動與糖尿病的關係

	糖尿病	無糖尿病	合計
不愛運動	35	65	100
喜愛運動	16	84	100
合計	51	149	200

步驟 1　建立假設
假設 H_0：勝算比 =1

步驟 2　利用 Excel 計算統計量

$$檢定統計量 = \frac{200 \times (35 \times 84 - 65 \times 16)^2}{51 \times 149 \times 100 \times 100} = 9.501$$

步驟 3　利用 Excel 求顯著機率
CHISQ.INV.RT(9.501,1)=0.002

步驟 4　顯著機率 0.002 < 顯著水準 0.05
因之，在顯著水準 5% 下，假設被否定。
得知勝算比並非 1。

Note

第 4 章
醫療比率與生命表

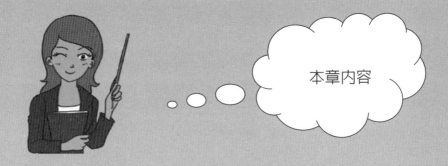

本章內容

4.1 各種醫療比率

以下說明生病與健康狀態的各種參考指標。

■ 死亡率（粗死亡率：Mortality rate）

死亡數除以人口數稱為死亡率。死亡數是指一年間的總死亡數。

$$死亡率 = \frac{死亡數}{人口}$$

人口每一千人時即為：

$$死亡率 = \frac{死亡數}{人口} \times 1000$$

人口每 10 萬人時即為：

$$死亡率 = \frac{死亡數}{人口} \times 100000$$

表 4.1.1　總人口與死亡數

國名	總人口（千人）	死亡數（人）
日本	126714	925015
印度	1013662	9021592
美國	278357	2449542
烏克蘭	50456	751720
澳大利亞	18886	132202
烏干達	20671	449538

例題 4.1

計算日本人口每 10 萬人的死亡率。

$$每 10 萬人的死亡率 = \frac{925015}{126714000} \times 100000$$

$$= 730.0$$

■ 年齡調整率

　將年齡分成幾個組距時，因各組距的死亡率不同，故需調整成基準的人口構造，此時所求的死亡率稱為年齡調整死亡率。

　譬如，年齡的組距可分成如下時：

0 歲～14 歲，15 歲～64 歲，65 歲以上。

年齡調整死亡率 =

$\boxed{\begin{array}{l} (0 \text{ 歲～}14 \text{ 歲的死亡率})\times(0 \text{ 歲～}14 \text{ 歲的基準人口}) \\ + (15 \text{ 歲～}64 \text{ 歲的死亡率})\times(15 \text{ 歲～}64 \text{ 歲的基準人口}) \\ + (65 \text{ 歲以上的死亡率})\times(65 \text{ 歲的基準人口}) \end{array}}$

日本的基準人口如下：

表 4.1.2　日本的基準人口

年齡的組距	日本基準人口（1000 人）
0 歲～14 歲	25015
15 歲～64 歲	82654
65 歲以上	12618
合計	120287

表 4.1.3　組距別人口與死亡數

縣名	年齡的組距	人口（100 人）	死亡數（人）
A 縣	0 歲～14 歲 15 歲～64 歲 65 歲以上	225 972 306	270 681 14474
B 縣	0 歲～14 歲 15 歲～64 歲 65 歲以上	831 3911 958	789 2346 43302
C 縣	0 歲～14 歲 15 歲～64 歲 65 歲以上	142 585 166	185 527 8250

例題 4.2

計算 A 縣每 1000 人的年齡調整死亡率。

解

$$年齡調整死亡率 = \frac{\dfrac{270}{225} \times 25015 + \dfrac{681}{972} \times 82654 + \dfrac{14474}{306} \times 12618}{25015 + 82654 + 12618} = 5.69$$

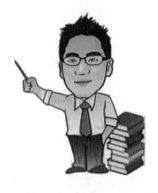

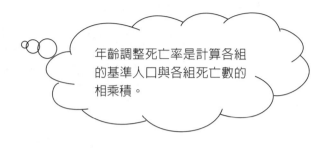

年齡調整死亡率是計算各組的基準人口與各組死亡數的相乘積。

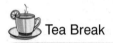
Tea Break

醫療資源是否足夠,除了從病床數、醫事人員數判定之外,當地醫療層級多寡、醫療可近性等因素也該列入評估。

■ PMI (Proportional mortality indicator)

將 50 歲以上的死亡數,除以總死亡數為 PMI,也稱為 PMR。

$$PMI = \frac{50\ 歲以上的死亡數}{總死亡數} \times 100\%$$

PMI 被認為適合用來比較發展中國家的衛生狀況。

當年輕人的死亡數比老人多時,PMI 會變小,因之 PMI 愈大是愈自然的狀態。

表 4.1.4　總死亡數與 50 歲以上的死亡率

國名	總死亡數 (人)	50 歲以上死亡數 (人)
羅慕蘭	26389	3634
安德莉亞	15991	4597
卡達西亞	49462	16820
費倫吉	9184	1815
特蘭	20207	4432
熱內	1339	146
克林貢	9124	574

例題 4.3
計算羅慕蘭國家的 PMI。

解

$$PMI = \frac{3643}{26389} \times 100\% = 13.8\%$$

■ 乳兒死亡率

將出生未滿一歲的死亡率稱為乳兒死亡率。

$$乳兒死亡率 = \boxed{\frac{乳兒死亡數}{出生數} \times 1000}$$

如比較乳兒死亡率，可以清楚了解各國的衛生狀況。

表 4.1.5 出生數與乳兒死亡數

國名	出生數（人）	乳兒死亡數（人）
蘇里南	11016	441
智利	273000	4914
巴拉圭	167760	8220
委內瑞拉	592560	22517
祕魯	63626	4390
波利維亞	242280	29800

例題 4.4
試計算蘇里南國家的乳兒死亡率。

解

$$蘇里南的乳兒死亡率 = \frac{441}{11016} \times 1000 = 40.0$$

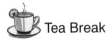 Tea Break

乳兒是指以乳汁為主要食物的小兒，通常指一周歲以下的嬰兒。

■ 死產率

將死產數（胎兒的死亡數）除以出產數（出生數＋死產數）稱為死產率。

$$死產率 = \frac{死產數}{出生數 + 死產數} \times 1000$$

表 4.1.6　地域別的出生數與死產數

地域	出生數（人）	乳兒死亡數（人）	死產數（人）
A	28331	97	923
B	18642	70	681
C	19481	60	598
D	67585	296	1980
E	54574	204	1619
F	97906	384	3131
G	81699	266	2253

例題 4.5
計算地區 G 的死產數。

解
地區 G 的死產數 $= \dfrac{2253}{81699 + 2253} \times 1000 = 26.8$

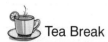
Tea Break

出產數與出生數是不同的。

■ 死因別死亡率

因特定死因的死亡數除以人口數稱為死因別死亡率。

$$死因別死亡率 = \frac{1\,年間因特定死因的死亡數}{人口數} \times 100000$$

$$死因別死亡比例 = \frac{1\,年間因特定死因的死亡數}{總死亡數} \times 100\%$$

表 4.1.7 生病與死亡數

病名	A 年的死亡數（人）	B 年的死亡數（人）
惡性新生物	93773	217413
心疾病	68400	165478
腦血管疾病	150109	121944
肺炎	46045	74535
肝疾病	9078	16804
結核	31959	3664
死亡總數	706599	820305
人口	94319000	123611000

例題 4.6

計算 A 年因結核的死因別死亡率與死亡別比例。

解

因結核的死因別死亡率 $= \dfrac{31959}{93419000} \times 100000 = 34.2$

因結核的死因別死亡比例 $= \dfrac{31959}{706599} \times 100\% = 4.52\%$

■ **罹患率**

在觀察者群體中，將單位觀察期間染病的比例稱為罹患率。

$$罹患率 = \boxed{\dfrac{觀察期間中染病的人數}{觀察者全員在觀察期間的總和}}$$

$$累積罹患率 = \boxed{\dfrac{觀察期間中染病的人數}{觀察開始中對象者的人數}}$$

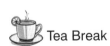 Tea Break

累積罹患率是指一定期間中生病的比例。
罹患率是生病風險的大小。

歷經 6 年間觀察 7 位患者之後，如下圖所示：

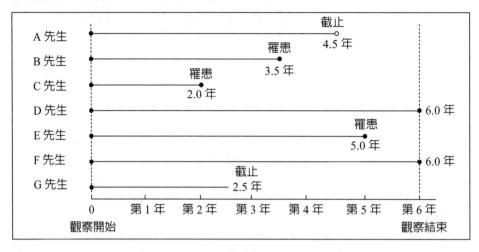

圖 4.1.1　7 位觀察者群體的數據

　根據此觀察者群體的數據，製作如下觀察期間的表格，並計算罹患率與累積罹患率。

表 4.1.8

觀察者	觀察期間（年）
A	4.5
B	3.5
C	2.0
D	6.0
E	5.0
F	6.0
G	2.5
合計 7 人	29.5

$$罹患率 = \frac{3\,人}{29.5\,年} = 0.102$$

$$累積罹患率 = \frac{3\,人}{7\,人} = 0.427\,（6\,年間）$$

例題 **4.7**
根據以下觀察者群體的數據來完成表格，並計算罹患率與累積罹患率。

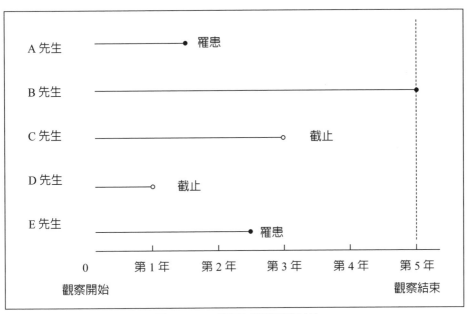

圖 4.1.2　觀察者群體數據

表 4.1.9　罹患數

觀察者	觀察期間（年）
A	1.5
B	5.0
C	3.0
D	1.0
E	2.5
合計 5 人	13.0

$$罹患率 = \frac{2 人}{1.5 + 5.0 + 3.0 + 1.0 + 2.5 \ 年} = \frac{2 人}{13 \ 年} = 0.154$$

$$累積罹患率 = \frac{2 人}{5 人} = 0.400（5 年間）$$

■ **患病率**

在某一時間點（譬如某一日）生病者人數的比例，又稱為有病率、流行率、發病率。

$$患病率 = \boxed{\dfrac{在某一時間點（譬如某一日）生病者的人數}{調查對象人數}}$$

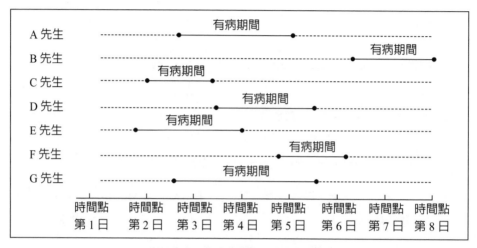

圖 4.1.3　高血壓症的有病期間

將患病期間的合計除以調查對象人數當作平均患病期間時：

$$罹患率 \times 平均有病期間 = \dfrac{生病人數}{觀察期間的總和} \times \dfrac{患病期間的合計}{調查對象的人數}$$

$$\cong \dfrac{生病人數}{調查對象的人數}$$

例題 4.8
針對以上的高血壓計算第 2 日的患病率。

解

$$第 2 日的患病率 = \dfrac{2人}{7人} = 0.286$$

■ 致命率

特定的病因而死亡的比例稱為致命率。

$$致命率 = \boxed{\frac{特定的病因而死亡的人數}{罹患特定病的人數} \times 100 \ (\%)} = \frac{死亡數}{罹患數}$$

表 4.1.10　病名與罹患數、死亡數

病名	罹患數（人）	死亡數（人）
登革熱	224	92
西尼羅病毒	105	8
霍亂	891	56
西尼羅腦炎	62	7
日本腦炎	234	90
虐疾	4	1

將觀察期間當作 1 日，即：

$$\frac{某病的死亡率}{罹患率} = \frac{\dfrac{某病的死亡率}{調查對象人數}}{\dfrac{觀察期間生某病的人數}{觀察者全員觀察期間的總和}} = \frac{某病的死亡率}{生某病的人數}$$

例題 4.9
計算登隔熱的致命率。

解

登隔熱的致命率 $\dfrac{92}{224} \times 100\% = 41.1\%$

■ 存活率

手術經 x 年後存活的機率稱為 x 年存活率。

$$x\ 年存活率 = \boxed{\frac{手術經\ x\ 年後存活的人數}{接受手術的人數} \times 100\%}$$

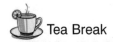Tea Break

存活率是顯示手術的治療成績，最近癌症的存活率已提高。

例題 4.10
計算胃癌 5 年的存活率。

表 4.1.12　胃癌的存活人數與死亡數

年	胃癌		肝癌	
	存活數（人）	死亡數（人）	存活數（人）	死亡數（人）
0 年	384		245	
1 年	322	62	191	54
2 年	291	31	132	59
3 年	272	19	102	30
4 年	264	8	88	14
5 年	257	7	65	23

解

胃癌 5 年的存活率 $= \dfrac{257}{384} \times 100\% = 66.93\%$

肝癌 3 年的存活率 $= \dfrac{102}{245} \times 100\% = 41.63\%$

4.2 生命表

■ 簡介

生命表是人口統計學中一個非常有用的工具，它通常被用於模擬某一人口從出生到死亡的過程。因可根據它計算人口的平均預期壽命，在中文裡有人稱其爲壽命表。

以下表格稱爲生命表，參考自日本厚生勞動省平成 30 年（西元 2018 年）所提供的統計表，網址如下：

http://www.mhlw.go.jp/toukei/saikin/hw/life/life18/index.html

表 4.2.1　簡易生命表（女性）

年齡 x	死亡率 $_nq_x$	存活數 L_x	死亡數 $_nd_x$	定常人口		平均餘命 $\dot{e}_x$
				$_nL_x$	T_x	
0（年）	0.00181	100 000	181	99 861	8 731 703	87.32
1	0.00027	99 819	27	99 804	8 631 842	86.47
2	0.00019	99 792	19	99 783	8 532 038	85.50
3	0.00012	99 773	12	99 767	8 432 255	84.51
4	0.00009	99 761	9	99 757	8 332 488	83.52
						⋮
54	0.00196	97 476	191	97 382	3 372 343	34.60
55	0.00209	97 285	204	97 185	3 274 961	33.66
56	0.00223	97 082	217	96 975	3 177 776	32.73
57	0.00239	96 865	232	96 751	3 080 802	31.81
58	0.00257	96 633	248	96 511	2 984 051	30.88
59	0.00276	96 385	266	96 254	2 887 540	29.96
						⋮
97	0.22676	16 986	3 852	15 017	51 302	3.02
98	0.25157	13 135	3 304	11 435	36 285	2.76
99	0.27762	9 830	2 729	8 418	24 850	2.53
100	0.30491	7 101	2 165	5 973	16 432	2.31
						⋮

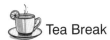 Tea Break

> 由上表可知 0 歲的女性可存活至 **87.32** 歲。

■ 生命表諸函數的定義

(1) **死亡率**（$_nq_x$）：剛好滿 x 歲的人卻未能達到 $x+n$ 歲即死亡的機率，稱為在 x 歲以上、未滿 $x+n$ 歲中的死亡率，將此以 $_nq_x$ 表示。特別是將 $_1q_x$ 稱為在 x 歲中的死亡率，在此以 q_x 表示。

(2) **存活數**（L_x）：生命表上一定的出生數 L_0（簡易生命表中通常基數是 100000 人），如想成死亡的減少是依從上述的死亡率時，被期待能存活至 x 歲的人數，則稱為在 x 歲中的存活數，將此以 L_x 表示。又存活數也稱為生存數。

(3) **死亡數**（$_nd_x$）：在 x 歲存活數 L_x 之中未滿 $x+n$ 歲即死亡的人數，稱為 x 歲以上、未滿 $x+n$ 歲中的死亡數，將此以 $_nd_x$ 表示。特別是 $_1d_x$ 稱為在 x 歲中的死亡數，在此以 d_x 表示。

(4) **定常人口**（$_nL_x$ 及 T_x）：針對 x 歲中的存活數，這些人從 x 歲到 $x+n$ 歲之間存活的平均歲數之和，稱為 x 歲以上、未滿 $x+n$ 歲中的定常人口，將此以 $_nL_x$ 表示。亦即，經常是一定的出生，假定這些人依從上述的死亡率死亡時，經過一定期間後，可得出具有一定年齡結構的人口群體，而此相當於群體的 x 歲以上、未滿 $x+n$ 歲的人口。特別是將 $_1L_x$ 稱為 x 歲中的定常人口，將此以 L_x 表示。另外，對於 x 歲中的存活數 L_x，這些人到 x 歲以後即死亡，其間存活的平均年數之和稱為 x 歲以上的定常人口，將此以 T_x 表示。亦即，相當於上述人口群體的 x 歲以上的人口。$_nL_x$ 及 T_x 可利用下式來設定：

$$_nL_x = \int_x^{x+n} L_t\, dt \ ,\ T_x = \int_x^{\infty} L_t\, dt$$

(5) **平均餘命**（$\dot{e}_x$）：就 x 歲中的存活數來說，這些人在 x 歲以後存活年數的平均，將此以 $\dot{e}_x$ 表示。x 歲中的平均餘命利用下式設定：

$$\dot{e}_x = \frac{T_x}{L_x}$$

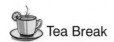

Tea Break

上述生命表諸函數的定義請參考日本厚生勞動省的網站
http://www.mhlw.go.jp/index.html
或參考我國內政部網站
http://moi.gov.tw/cl.aspx?n=2948

■ 生命表的簡易解說

(1) 死亡率 q_x：x 歲的人未滿 $x + 1$ 歲即死亡的機率以 q_x 表示，使用此死亡率時可以製作生命表。

> 例：$q_{55} = 0.00209$，此表示 55 歲至 56 歲的人其死亡的機率為 0.00209。

(2) 存活數 L_x：出生者 10 萬人依從死亡率 q_x 時，存活達到 x 歲的期望值以 L_x 表示，當然 $L_0 = 10$ 萬人。

> 例：$L_{55} = 97285$ 人，此值可如下求出：
> 已知存活至 54 歲的人有 $L_{54} = 97476$，即 54 歲存活至 55 歲即死亡的機率 $q_{54} = 0.00196$，所以
> $$L_{55} = L_{54} \times (1 - q_{54}) = 97476 \times (1 - 0.00196)$$
> $$= 97284.9 \cong 97285$$

(3) 死亡數 d_x：在 x 歲人之中至 $x + 1$ 歲死亡時人數的期望值以 d_x 表示。

> 例 1：$d_0 = 181$，此值以如下求之：
> 0 歲的人是 10 萬人，至 1 歲時即死亡的機率為 $q_0 = 0.00181$，所以
> $$d_0 = L_0 \times q_0 = 100000 \times 0.00181 = 181$$

> 例 2：$d_{55} = L_{55} \times q_{55} = 97285 \times 0.00209 = 203.3$

(4) 平均餘命 $\dot{e}_x$：定常人口數 T_x 除以存活數 L_x 所得者以 $\dot{e}_x$ 表示。

> 例：$\dot{e}_{55} = \dfrac{T_{55}}{L_{55}} = \dfrac{3274961}{97285} = 33.66$

　　觀察下圖就會很清楚定常人口 $_1L_x$ 與定常人口總數 T_x。

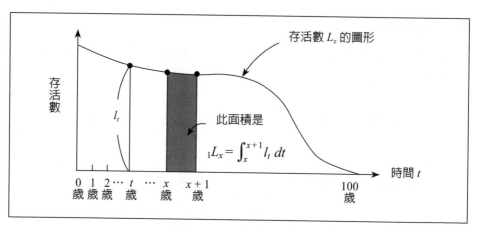

圖 4.2.1　定常人口

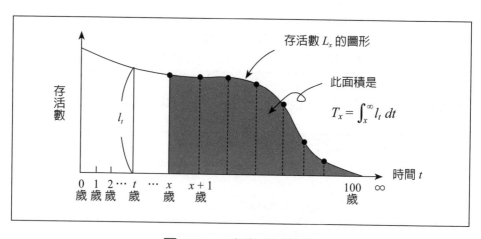

圖 4.2.2　定常人口總數

譬如，$_1L_{55}$ 與 T_{97} 即為

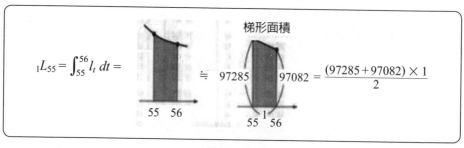

圖 4.2.3

$$T_{97} = \int_{97}^{\infty} l_t \, dt = \int_{97}^{98} l_t \, dt + \int_{98}^{99} l_t \, dt + \int_{99}^{100} l_t \, dt + \int_{100}^{101} l_t \, dt + \int_{101}^{\infty} l_t \, dt$$
$$= {}_1L_{97} + {}_1L_{98} + {}_1L_{99} + {}_1L_{100} + \cdots$$
$$= 15017 + 11435 + 8418 + 5973 + \cdots$$

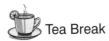
Tea Break

定常人口：出生數通常假定為 10 萬人，假設其死亡秩序不變，經過一段期間其人口之年齡結構並未因此而有所變動，此種狀態之人口稱為定常人口。內政部公布「2019 年簡易生命表」，國人的平均壽命為 80.86 歲，其中男性 77.67 歲、女性 84.25 歲，與 108 年同為歷年次高；另外與聯合國公布西元 2019 年全球平均壽命比較，我國男、女性平均壽命分別高於全球平均水準 7.5 歲及 9.3 歲。

■ 例題

例題 4.1
試從以下的男性生命表計算存活數、死亡數、平均餘命。

表 4.2.2　簡易生命表（男性）

年齡 x	死亡率 ${}_nq_x$	存活數 L_x	死亡數 ${}_nd_x$	定常人口		平均餘命 $\dot{e}_x$
				${}_nL_x$	T_x	
0（年）	0.00196	100 000	196	99 846	8 125 281	81.25
1	0.00025	99 804	25	99 792	8 025 435	80.41
2	0.00019	99 779	19	99 770	7 925 644	79.43
3	0.00014	99 760	14	99 753	7 825 874	78.45
4	0.00011	99 746	11	99 740	7 726 121	77.46
5	0.00010	99 735	10	99 730	7 626 381	76.47
6	0.00008	99 725	8	99 721	7 526 651	75.47
7	0.00007	99 717	7	99 713	7 426 930	74.48
8	0.00007	99 710	7	99 707	7 327 217	73.49
9	0.00007	99 703	6	99 700	7 227 510	72.49
10	0.00007	99 697	7	99 693	7 127 810	71.49
11	0.00008	99 690	8	99 686	7 028 116	70.50

年齡	死亡率	存活數	死亡數	定常人口		平均餘命
x	$_nq_x$	L_x	$_nd_x$	$_nL_x$	T_x	$\dot{e}_x$
12	0.00009	99 682	9	99 678	6 928 430	69.51
13	0.00011	99 673	11	99 667	6 828 753	68.51
14	0.00014	99 661	14	99 655	6 729 085	67.52
15	0.00016	99 648	16	99 640	6 629 431	66.53
16	0.00020	99 631	20	99 622	6 529 791	65.54
17	0.00024	99 612	24	99 600	6 430 169	64.55
18	0.00029	99 588	29	99 574	6 330 569	63.57
19	0.00035	99 588	35	99 541	6 230 996	62.59
20	0.00040	99 524	40	99 504	6 131 454	61.61
21	0.00044	99 483	44	99 462	6 031 950	60.63
22	0.00047	99 439	47	99 416	5 932 489	59.66
23	0.00049	99 393	48	99 368	5 833 072	58.69
24	0.00049	99 344	49	99 320	5 733 704	57.72
25	0.00049	99 295	49	99 271	5 634 384	56.74
26	0.00049	99 246	49	99 222	5 535 113	55.77
27	0.00050	99 198	49	99 173	5 435 891	54.80
28	0.00051	99 148	51	99 123	5 336 718	53.83
29	0.00053	99 098	52	99 072	5 237 595	52.85

步驟 1 計算存活數 L_{20} 之值時：

$$L_{20} = L_{19} \times (1 - q_{19}) = 99558 \times (1 - 0.00035) = 99523.154$$

步驟 2 計算死亡數 d_{20} 時：

$$d_{20} = L_{20} \times q_{20} = 99524 \times 0.00040 = 39.8096$$

步驟 3 計算 $_1L_{20}$ 之值時（梯形面積）：

$$_1L_{20} = \frac{(L_{20} + L_{21}) \times 1}{2} = \frac{(L_{20} + L_{21})}{2} = \frac{99524 + 99483}{2} = 99503.5 \cong 99504$$

步驟 4 計算 T_{20} 之值時：

$$T_{20} = {}_1L_{20} + {}_1L_{21} + {}_1L_{22} + {}_1L_{23} + \cdots$$
$$= {}_1L_{20} + T_{21}$$
$$= 99504 + 6031950 = 6131454$$

步驟 5 計算平均餘命時：

$$\dot{e}_x = \frac{T_{20}}{L_{20}} = \frac{6131454}{99524} = 61.61$$

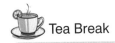Tea Break

計算其平均餘命，「即某人到達 x 歲以後，平均尚可期待之生存年數，就稱為 x 歲之平均餘命」。一般人口語中的「平均壽命」（Life expectancy at birth），則是指 0 歲嬰兒這一年齡組的平均餘命，即計算某個社會環境中，新生嬰兒依其性別不同，預期能活到幾歲的平均。舉例來說，內政部公布西元 2017 年國人平均壽命已達 80.4 歲，其中男性 77.3 歲、女性 83.7 歲，指的就是當年出生 0 歲嬰兒的平均餘命。「平均死亡年齡」的計算方式，則完全是依結果論。以西元 2017 年國人平均死亡年齡為 73.34 歲為例，就是以當年身故的 17 萬多名國人的死亡年齡進行平均所得，與平均餘命或平均壽命的定義不同，也難以相互比較。

例題 4.2
試從以下的女性生命表中計算存活數、死亡率、平均餘命。

表 4.2.3　簡易生命表（女性）

年齡 x	死亡率 $_nq_x$	存活數 L_x	死亡數 $_nd_x$	定常人口 $_nL_x$	定常人口 T_x	平均餘命 $\dot{e}_x$
65	0.00434	94 466	410	94 264	2 314 585	24.50
66	0.00477	94 056	448	93 836	2 220 321	23.61
67	0.00529	93 608	495	93 365	2 126 485	22.72
68	0.00589	93 113	548	92 844	2 033 120	21.83
69	0.00651	92 565	603	92 268	1 940 277	20.96
70	0.00711	91 962	654	91 640	1 848 009	20.10
71	0.00772	91 308	705	90 960	1 756 369	19.24
72	0.00841	90 603	762	90 227	1 665 409	18.38
73	0.00929	89 841	835	89 430	1 575 181	17.53
74	0.01042	89 006	927	88 551	1 485 751	16.69
75	0.01175	88 079	1 035	87 571	1 397 200	15.86
76	0.01320	87 044	1 149	86 479	1 309 630	15.05
77	0.01491	85 895	1 281	85 266	1 223 150	14.24
78	0.01702	84 614	1 440	83 908	1 137 884	13.45
79	0.01953	83 174	1 625	82 378	1 053 975	12.67
80	0.02244	81 549	1 830	80 652	971 597	11.91
81	0.02574	79 720	2 052	78 713	890 945	11.18

年齡	死亡率	存活數	死亡數	定常人口		平均餘命
x	$_nq_x$	L_x	$_nd_x$	$_nL_x$	T_x	$\dot{e}_x$
82	0.02960	77 668	2 299	76 540	812 232	10.46
83	0.03420	75 369	2 578	74 105	735 692	9.76
84	0.03975	72 791	2 894	71 372	661 587	9.09

步驟 1　試求存活數 L_{75} 之值：
$$L_{75} = L_{74} \times (1 - q_{74}) = 88078.6$$

步驟 2　試求死亡數 d_{75} 之值：
$$d_{75} = L_{75} \times q_{75}$$
$$= 88079 \times 0.01175$$
$$\doteqdot 1034.93$$

步驟 3　試求 $_1L_{75}$ 之值：
$$_1L_{75} = \frac{(L_{75} + L_{76})}{2} = 87561.5$$

步驟 4　試求 T_{75} 之值：
$$T_{75} = {_1L_{75}} + T_{76} = 1397201$$

步驟 5　試求平均餘命：
$$\dot{e}_{75} = \frac{T_{75}}{L_{75}} = 15.86$$

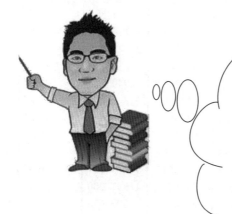

假設一出生嬰兒遭受到某時期之每一年齡組所經驗的死亡風險後，他們所能存活的預期壽命，即到達 x 歲以後平均尚可期待生存之年數則稱為 x 歲之平均餘命。0 歲之平均餘命特稱「平均壽命」。健康平均餘命的基本概念係將平均餘命依健康衡量標準分成兩個分類，再分別計算分類裡各個的生存年數。

第 5 章
次數分配表與直方圖

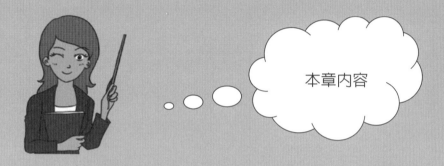

本章內容

5.1 通俗易懂的次數分配表

以下數據是針對糖尿病患者的女性與男性所做的調查。

表 5.1.1　女性糖尿病患者組

病歷 No	血糖值	血脂肪率	收縮壓	膽固醇值
1	235	19.9	118	150
2	155	38.2	140	373
3	186	31.4	128	104
4	191	43.0	130	184
5	215	25.6	144	503
6	206	36.4	120	330
7	186	30.6	164	346
8	129	23.4	142	228
9	145	39.1	142	333
10	195	28.9	136	143
11	155	32.0	122	150
12	145	35.3	136	409
13	241	38.1	118	198
14	145	29.6	142	82
15	144	25.4	114	198
16	264	38.7	138	221
17	235	19.9	118	150
18	155	38.2	140	373
19	186	31.4	128	104
20	191	43.0	130	184
21	215	25.6	144	503
22	186	30.6	164	346
23	128	23.4	142	228
24	145	39.1	142	333
25	155	32.0	122	150
26	145	35.3	136	409
27	241	38.1	118	198
28	145	29.6	142	82
29	144	25.4	114	198
39	264	38.7	138	221

表 5.1.2　男性糖尿病患者組

病歷 No	血糖值	血脂肪率	收縮壓	膽固醇值
1	234	26.3	134	340
2	174	34.5	140	185
3	196	23.6	154	285
4	233	37.5	120	212
5	242	19.0	138	107
6	169	26.5	142	205
7	209	21.6	138	317
8	222	26.7	150	317
9	232	20.7	130	409
10	211	22.1	134	220
11	220	12.6	118	288
12	204	19.1	136	225
13	276	22.8	138	223
14	307	12.8	128	176
15	222	23.6	130	138
16	256	22.3	148	186
17	191	23.3	146	340
18	165	19.6	142	316
19	196	25.6	138	317
20	194	25.8	136	248
21	230	16.6	142	397
22	174	30.0	146	717
23	202	28.5	140	117
24	155	26.5	126	264
25	233	22.5	134	376
26	190	25.6	144	150
27	234	26.3	134	340
28	174	34.5	140	185
29	196	23.6	154	285
30	233	37.5	120	212

■ 次數即為數據的個數

試利用次數分配表整理血糖值的數據看看。

次數分配表的做法並無詳細的規則。

總之，只要容易看就夠了。

表 5.1.3　女性組血糖值的次數分配表

階級	階級值	次數	累積次數	相對次數	累積相對次數
120～160	140	14	14	46.7%	46.7%
160～200	180	7	21	23.3%	70.0%
200～240	220	5	26	16.7%	86.7%
240～280	260	4	30	13.3%	100%
280～320	300	0	30	9.0%	100%

表 5.1.4　男性組血糖值的次數分配表

階級	階級值	次數	累積次數	相對次數	累積相對次數
120～160	140	1	1	3.3%	3.3%
160～200	180	11	12	36.7%	40.0%
200～240	220	14	26	46.7%	86.7%
240～280	260	3	29	10.0%	96.7%
280～320	300	1	30	3.3%	100%

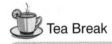
Tea Break

階級值的計算是以平均來表示（如 $\frac{120+160}{2}=140$）。

■ Excel 次數分配表的製作

將數據輸入工作表。

	A	B	C	D	E	F	G
1	血糖值						
2	235						
3	155						
4	186						
5	191						
6	215						
7	206						
8	186						
9	129						
10	145						
11	195						
12	155						
13	145						
14	241						
15	145						
16	144						
17	264						
18	235						

步驟 2　將次數分配表的階級如下輸入，接著用滑鼠從 E2 拖移至 E7。

	A	B	C	D	E	F
1	血糖值		階級		次數	
2	235					
3	155		120	160		
4	186		160	200		
5	191		200	240		
6	215		240	280		
7	206		280	320		
8	186					
9	129					
10	145					
11	195					
12	155					
13	145					
14	241					
15	145					
16	144					
17	264					
18	235					

步驟 3　點一下 f_x 出現插入函數，選擇 [統計] 中的 [FREQUENCY]。

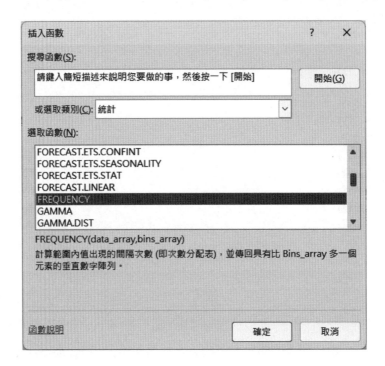

步驟 4　出現以下畫面，在
　　　　　[Data array] 之中輸入 A2:A31
　　　　　[Bin array] 之中輸入 C3:C7
　　　　　按 shift+ctrl+enter。

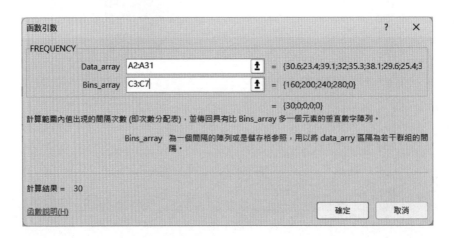

步驟 5　出現如下畫面。

	A	B	C	D	E	F
	C3	⌄ ⋮	✕ ✓ *fx*	{=FREQUENCY(A2:A31,C3:C7		
1	血糖值		階級		次數	
2	235				0	
3	155		120	160	14	
4	186		160	200	7	
5	191		200	240	5	
6	215		240	280	4	
7	206		280	320	0	
8	186					
9	129					
10	145					
11	195					
12	155					
13	145					
14	241					
15	145					
16	144					
17	264					

男性組的次數分配表如以上方法製作得出如下。

	A	B	C	D	E	F
1	血糖值		階級		次數	
2	234				0	
3	174		120	160	1	
4	196		160	200	11	
5	233		200	240	14	
6	242		240	280	3	
7	169		280	320	1	
8	209					
9	222					
10	232					

5.2 簡明的直方圖

將次數分配表以圖形表示者即爲直方圖。

階級	階級值	次數	相對次數
$a_0 \sim a_1$	m_1	f_1	$\dfrac{f_1}{N} \times 100$
$a_1 \sim a_2$	m_2	f_2	$\dfrac{f_2}{N} \times 100$
⋮	⋮	⋮	⋮
$a_{i-1} \sim a_i$	m_i	f_i	$\dfrac{f_i}{N} \times 100$
⋮	⋮	⋮	⋮
$a_{n-1} \sim a_n$	m_n	f_n	$\dfrac{f_n}{N} \times 100$

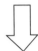

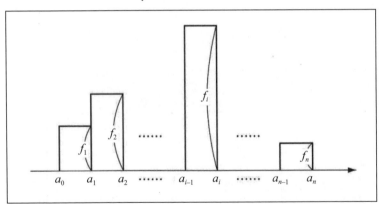

將前節所做成的次數分配表畫成直方圖時，即爲如下：

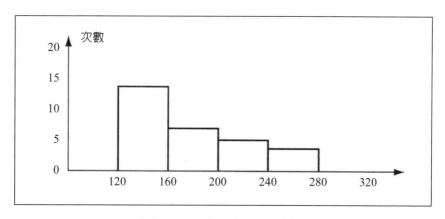

圖 5.2.1　女性組的直方圖

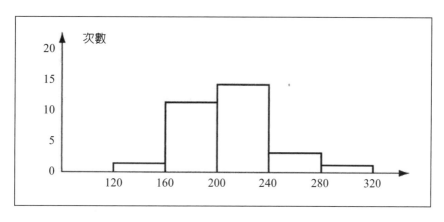

圖 5.2.2　男性組的直方圖

比較兩個組的直方圖時，發現分配的形狀有很大的不同。

■ 次數分配表

例題 5.1
以下是 78 位糖尿病患者的收縮壓的數據，試製作次數分配表與直方圖。

步驟 1 　輸入數據。

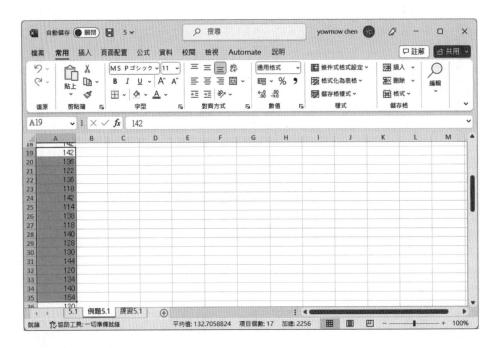

步驟 2 　計算次數分配表。

	A	B	C	D	E	F	G	H	I
1	收縮期血壓		階級	階級值	次數	累積次數	相對次數	累積相對次數	
2	164				0	0	0	0	
3	142	110	120	115	12	12	0.153846	0.153846	
4	142	120	130	125	13	25	0.166667	0.320513	
5	122	130	140	135	27	52	0.346154	0.666667	
6	136	140	150	145	22	74	0.282051	0.948718	
7	118	150	160	155	2	76	0.025641	0.974359	
8	142	160	170	165	2	78	0.025641	1	
9	114								
10	138								
11	118								

步驟 3 接著製作直方圖，
開啓 [資料分析]，點選直方圖。

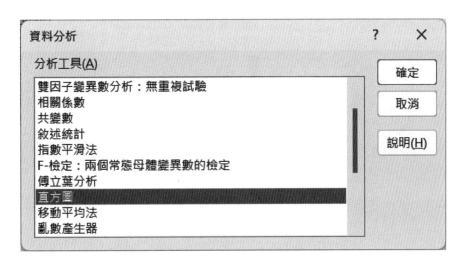

步驟 4 如下輸入數據範圍，按下 [確定]。

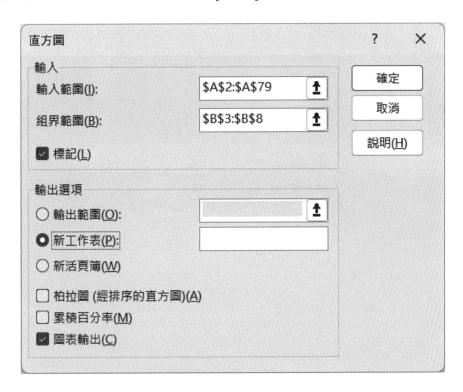

步驟 5 得出如下像是直條圖的結果。

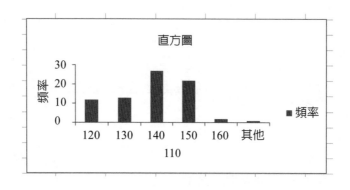

步驟 6 於任一直條上按一下，出現資料數列格式，將類別間距改成 0。

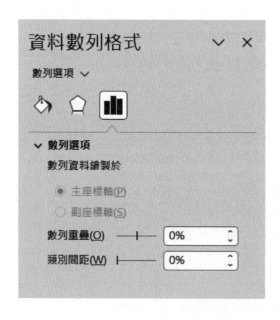

步驟 7　將類別間距縮小為 0 後，即得出如下結果。

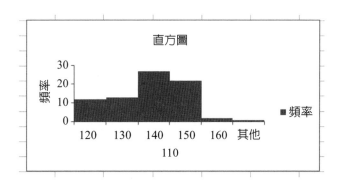

Note

第 6 章
統計量與機率分配

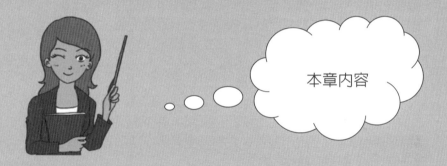

本章內容

6.1 基本統計量

此處要介紹的統計量有平均值、中央值、全距、偏差平方和、變異數、標準差、偏度、峰度。

例題 **6-1**

試就以下的 20 個數據求出 (1) 平均值、(2) 中央值、(3) 全距、(4) 偏差平方和、(5) 變異數、(6) 標準差、(7) 偏度、(8) 峰度。

48	33	32	35	36	31	34	42	41	42
39	46	46	39	48	39	31	47	44	45

■ 基本統計量的功用

數據的集合可以表徵出幾個數值，此時使用的是基本統計量。

所謂統計量是基於數據所計算的數值，像是平均值、樣本變異數等，可以大略分成如下 3 種：

(1) 表示分配中其中心位置的統計量

(2) 表示分配之分散程度的統計量

(3) 表示分配之形狀的統計量

以表示分配中其中心位置的統計量來說，有平均值與中位數；表示分散程度的統計量有全距、偏差平方和、變異數、標準差；另外，表示分配形狀的統計量有偏度、峰度。

■ 平均值（Mean）

當有幾個數據 $x_1, x_2, \cdots, x_n$ 時，這些數據的平均值（也可稱平均數）可以如下計算，一般平均值使用 $\bar{x}$ 的記號。

$$\bar{x} = \frac{1}{n}(x_1 + x_2 + \cdots + x_n)$$

■ 中位數（Median）

將數據的數值由小而大（或由大而小）之順序排列時，位於正中間順位的數據值稱為中位數（或稱中央值）。

（例 1）

當有 14, 12, 10, 19, 16 的 5 個數據時，如由小而大重排時，即爲 10, 12, 14, 16, 19，所以中位數爲 14。

（例 2）

當有 14, 12, 10, 19, 16, 18 的 6 個數據時，如由小而大重排時，即 10, 12, 14, 16, 18, 19，因之將位於中央的兩個數值（14 與 16）的平均值 15 當作中位數。

■ 全距（Range）

數據之中最大值與最小值之差即爲全距，全距通常以 R 的記號表示。

$$全距\ R = Xmax - Xmin$$

數據數不管是 10 或是 100，求全距所利用的數據只有最大值與最小值 2 個，因之數據數多時，就會有許多的數據損失。

■ 偏差平方和（Sum of squared deviations）

當有 n 個數據 $x_1, x_2, \cdots, x_n$ 時，首先計算這些數據的平均值，其次再求出各數據與平均值 $\overline{X}$ 之差（稱爲偏差）。

$$x_1 - \overline{x}, x_2 - \overline{x}, x_n - \overline{x}_n$$

此時這些偏差值均爲不同，並非同一值，因之可考察偏差全體的大小，如可求出偏差的合計似乎不錯，但是偏差是數據與平均值之差，如爲比平均值大的數據，偏差出現＋，如爲比平均值小的數據，偏差出現－，合計時會正負抵消，經常會出現 0。

$$\sum_{i=1}^{n} (x_i - \overline{x}) = 0$$

因此，這不能當作變異的尺度使用，因之將各偏差平方再合計。

$$S = (x_1 - \overline{x})^2 + (x_2 - \overline{x})^2 + \cdots + (x_n - \overline{x})^2$$
$$= \sum_{1}^{n} (x_i - \overline{x})^2$$

如此所得到之值稱爲偏差平方和，以記號 S 表示。

■ 變異數（Variance）

偏差平方和就是偏差的平方之合計，所以數據數太多時，與變異數的大小無關而會變大。如此一來，比較數據數有所不同之組的變異數是很不方便的，因此，以數據數調節偏差平方和的指標 V 即可考慮。

$$V = \frac{S}{N-1}$$

此 V 稱為變異數。

■ 標準差（Standard deviation）

平均值的單位與原來數據的單位是相同的，可是偏差平方和或其變異數之單位，從公式可知，是將原來數據的單位予以平方。因此，為了使單位與原來的數據單位一致，將變異數取平方根之後的指標 s 即可考慮。

$$s = \sqrt{V} = \sqrt{\frac{S}{n-1}}$$

此種指標 s 稱為標準差。

■ 偏度（skewness）

偏度是表示分配之對稱性的指標，以如下的式子計算。
偏度通常以 b_1 或 $\sqrt{b_1}$ 之記號表示：

$$b_1 = \frac{n}{(n-1)(n-2)} \sum_{i=1}^{n} \left(\frac{x_i - \bar{x}}{s} \right)^2$$

$b_1 = 0 \rightarrow$ 左右對稱
$b_1 > 0 \rightarrow$ 向右偏
$b_1 < 0 \rightarrow$ 向左偏

■ 峰度（Kurtosis）

峰度是表示分配兩邊的寬度（頂上尖峰程度）之指標，可用如下式子計算。峰度通常以 b_2 之記號表示：

$$b_2 = \frac{n(n+1)}{(n-1)(n-2)(n-3)} \sum_{i=1}^{n} \left(\frac{x_i - \bar{x}}{s} \right)^2 - 3\frac{(n-1)^2}{(n-2)(n-3)}$$

$b_2 = 0 \rightarrow$ 常態峰
$b_2 > 0 \rightarrow$ 高狹峰
$b_2 < 0 \rightarrow$ 低狹峰

■ 利用 Excel 計算統計量

步驟 1　數據的輸入。

	A	B	C	D	E	F	G	H	I	J
1	48									
2	33									
3	32									
4	35									
5	36									
6	31									
7	34									
8	42									
9	41									
10	42									
11	39									
12	46									
13	46									
14	39									
15	48									
16	39									
17	31									
18	47									
19	44									
20	45									
21										

Sheet1　Sheet2　Sheet3

就緒　　　　　　　　　　　　　　　　　　　　　　　　　　　 + 100%

步驟 2　統計函數的輸入：
　　　　　為了求統計量從 D2 到 D9 輸入函數。

	A	B	C	D	E
1	48		基本統計量		
2	33		平均值	39.9	
3	32		中央值	40	
4	35		全距	17	
5	36		偏差平方和	653.8	
6	31		變異數	34.411	
7	34		標準差	5.866	
8	42		偏度	-0.151	
9	41		峰度	-1.364	
10	42				
11	39				
12	46				
13	46				
14	39				
15	48				
16	39				
17	31				
18	47				
19	44				
20	45				

〔儲存格內容〕
D2=AVERAGE(A1:A20)
D3=MEDIAN(A1:A20)
D4=MAX(A1:A20)-MIN(A1:A20)
D5=DEVSQ(A1:A20)
D6=VAR(A1:A20)
D7=STDEV(A1:A20)
D8=SKEW(A1:A20)
D9=KURT(A1:A20)

■ 計算基本統計量所使用的函數

(1)計算平均值所使用的函數：AVERAGE
　　(輸入格式) = AVERAGE(數據的範圍)

(2)計算中央值所使用的函數：MEDIAN
　　(輸入格式) = MEDIAN(數據的範圍)

(3)計算最大值所使用的函數：MAX
　　(輸入格式) = MAX(數據的範圍)

(4)計算最小值所使用的函數：MIN
　　(輸入格式) = MIN(數據的範圍)

(5)計算偏差平方和所使用的函數：DEVSQ
　　(輸入格式) = DEVSQ(數據的範圍)

(6)計算變異數所使用的範圍：VAR
　　(輸入格式) = VAR(數據的範圍)

(7)計算標準差所使用的函數：STDEV
　　(輸入格式) = STDEV(數據的範圍)

(8)計算標準差所使用的函數：SKEW
　　(輸入格式) = SKEW(數據的範圍)

(9)計算峰度所使用的函數：KURT
　　(輸入格式) = KURT(數據的範圍)

6.2 利用百分位點的表徵

例題 6-2

使用例題 6-1 的數據，求 25P% 點（第 1 四分位點）、75P% 點（第 3 四分位點）、四分位距。

| 48 | 33 | 32 | 35 | 36 | 31 | 34 | 42 | 41 | 42 |

| 39 | 46 | 46 | 39 | 48 | 39 | 31 | 47 | 44 | 45 |

■ 想法與應用方法

　　表現數據的分配有百分位點（Percentile）。所謂 100P% 是指某值以下的比例是全體的 100% 的數值。

　　另外，使用最大值、最小值、中央值、25P% 點、75P% 點的五個統計量來做表徵數據，稱為五數表徵。

■ 百分位點（**Percentile**）

　　欲求百分點時，首先將 n 個數據按遞增的順序重排。

$$x_{(1)} \leq x_{(2)} \leq \cdots \leq x_{(n-1)} \leq x_{(n)}$$

$x_{(i)}$ 是意指第 i 個的數據，稱為第 i 個順序統計量。

　　將 100P% 點當作 A，$(n + 1)p$ 的整數部分當作 k，小數部分當作 d，則可用如下求出：

$$A = (1 - d)x_{(k)} + dx_{(k)}$$

■ 四分位距（**Interquartile range**）

　　四分位距是 75P% 點與 25P% 點之差，此與標準差一樣，是顯示分配的擴散指標。

■ 百分位點與四分位距的 Excel 計算

步驟 1 數據的輸入。

	A	B	C	D	E	F	G	H	I
1	48								
2	33								
3	32								
4	35								
5	36								
6	31								
7	34								
8	42								
9	41								
10	42								
11	39								
12	46								
13	46								
14	39								
15	48								
16	39								
17	31								
18	47								
19	44								
20	45								
21									

Sheet1 / Sheet2 / Sheet3 /

步驟 2 統計函數的輸入：
首先，從 E10 到 E11 輸入計算式，之後從 E4 到 E6 輸入計算式。

	A	B	C	D	E	F	G	H	I
1	no1	48							
2	no2	33		百分點與四分位距					
3	no3	32							
4	no4	35		75%點	45				
5	no5	36		25%點	34				
6	no6	31		四分位距	11				
7	no7	34							
8	no8	42		(計算)					
9	no9	41		p	0.75	0.25			
10	no10	42		(N+1)p的整數部分k	15	5			
11	no11	39		(N+2)p的小數部分d	0	0			
12	no12	46							
13	no13	46							
14	no14	39							
15	no15	48							
16	no16	39							
17	no17	31							
18	no18	47							
19	no19	44							
20	no20	45							

〔內格的內容〕
E10=INT((COUNT(B2:B20)+1)*0.75)
E11=(COUNT(B2:B20)+1)*0.75-E10
F10=INT((COUNT(B2:B20)+1)*0.25)
F11=(COUNT(B2:B20)+1)*0.25-F10
E4=SMALL(B2:B20,E10)*(1-E11)+SMALL(B2:B20,E10+1)*E11
E5=SMALL(B2:B20,F10)*(1-F11)+SMALL(B2:B20,F10+1)*F11
E6=E4-E5

■ 計算順序統計量的函數─SMALL，LARGE

SMALL 是將數據依遞增重排時，求第 i 個數據時所使用的函數。

(輸入格式)=SMALL(數據的範圍，順位)
(輸入格式)=LARGE(數據的範圍，順位)

INT(數值) 是傳回無條件捨去後的整數值。
COUNT(數值範圍) 是計算引數裡含有數值數據的儲存格數目。

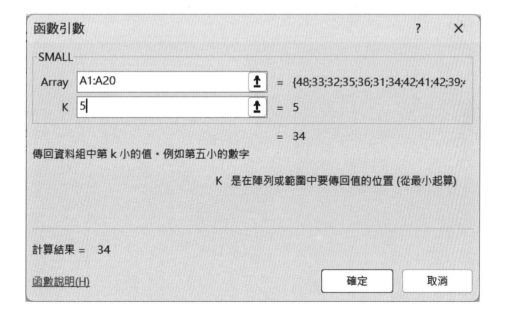

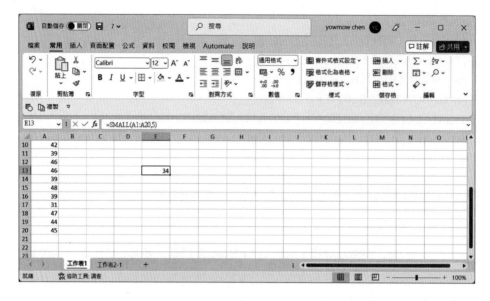

由此可知第 5 小的數字是 34。

6.3　計量值數據的分配

■ 母體與樣本（**Population and sample**）

工廠內每日所測量的數據是樣本的數據。我們之所以蒐集數據，是為了對原本的群體採取某種處理。原本的群體稱為母體，其定義為：

(1) 具有成為調查、研究對象之特性的所有事物的群體。

(2) 由樣本採取處置的群體。

當蒐集某產品的數據時，如果它的目的是為了改善生產的製程時，其處置的對象即為製造工程。因此，此製造工程即為母體，而蒐集數據之產品集合即為樣本。

此外，將母體定義為「無限個測量值的群體」之情形也有。譬如，以 2 個製造方法 A 與 B 生產產品，測量某些特性值之後，假定得出數據時，在方法 A 與 B 的實驗下所得到的數據即為樣本，它的數據是無限個聚集而成者即為母體。

蒐集數據時，有從母體的全部來蒐集數據的方法，以及從母體中抽取一部分來蒐集數據的方法。

構成母體要素的個數若為有限時稱為有限母體，無限時則稱為無限母體。

譬如，有一箱已裝箱的蘋果，為了判定是否可以出貨，於是從箱中抽取幾個蘋果檢查，此時母體是整箱的蘋果，因其個數為有限，所以這是有限母體。

當由母體抽出樣本時，有需要使樣本能代表母體。因之，可以使用稱為隨機抽樣的方法，這是使用亂數式的籤條，不介入選取者意見的一種選法。Excel 具備有發生亂數之機能。

■ 常態分配（**Normal distribution**）

在安定製程中所生產的產品，其有關品質的數據，當作服從常態分配來處理的情形甚多。

常態分配是左右對稱的分配，其密度函數（積分時即可求出機率之函數）$f(x)$ 可用下式表示：

$$f(x) = \frac{1}{\sqrt{2\pi}\sigma} e^{-\left\{\frac{(x-\mu)^2}{2\sigma^2}\right\}}$$

此處，π 是圓周率，e 是自然對數之底 (2.718...)。

常態分配是由 μ 與 σ 所決定的分配，μ 是分配的平均值（期待值），σ 是標準差。標準差的平方（σ^2）即為變異數。像 μ 與 σ 如可指定其值時，分配

即可確定之定數（此情形是 μ 與 σ）稱爲母數。

平均值 μ，變異數 σ^2 的常態分配以 $N(\mu，\sigma^2)$ 表示。當 X 服從常態分配時，設：

$$u = \frac{x-\mu}{\sigma}$$

則 X 可以變換成 $N(0，1^2)$，稱此爲標準化。

$\mu = 0$，$\sigma = 1$ 的常態分配稱爲標準常態分配，標準常態分配的雙邊機率 α 之點以 $u(\alpha)$ 表示。

例題 6-3

(1) 在標準常態分配中，求 −1.645 以下的機率 α。
(2) 在標準常態分配中，求 −1.645 以上的機率 α。
(3) 求 $u(\alpha) = 2.58$ 的機率 α。
(4) 求 $u(0.05)$ 之值（% 點）。
(5) 在平均 50，標準差 10 的常態分配中，求 65 以上的機率。
(6) 在平均 50，標準差 10 的常態分配中，求 65 以下的機率。

■ Excel 的解法

	A	B	C	D	E	F	G
1	C			u(α)	機率α	u(α)	
2	-1.645	P(X≦C)	0.05	2.58	0.1		
3	1.645	P(X≧C)	0.05		0.05	1.96	
4							
5							
6							
7							

* 以下使用 2007 版以後的公式。

〔儲存格內容〕
C2=NORM.S.DIST(A2,1)
E2=(1-NORM.S.DIST(D2))*2
C3=1-NORM.S.DIST(A3,1)
F3=ABS(NORM.S.INV(E3/2))

	A	B	C
1	平均	50	
2	標準差	10	
3	65	0.0668	
4	40	0.1587	
5			

〔儲存格內容〕

B1=50

B2=10

B3=1-NORM.DIST(A3, B1, B2,TRUE)

B4=NORM.DIST(A4, B1, B2,TRUE)

A3=65, A4=40

■ NORM.S.DIST

　函數 NORM.S.DIST 是在平均 0，標準差 1 的常態分配（標準常態分配）中，求某值以下之機率所使用之函數。

(輸入格式)=NORM.S.DIST(某值 X)

（例）

NORM.S.DIST(1.96,1)=0.9750

NORM.S.DIST(-1.96,1)=0.0249

NORM.S.DIST(1.65,1)=0.9505

NORM.S.DIST(-1.65,1)=0.0494

■ NORM.S.INV

　函數 NORM.S.INV 是在平均 0，標準差 1 的常態分配（標準常態分配）中，求某值以下的機率為 p 之點所使用的函數。

(輸入格式)=NORM.S.INV(機率 p)

（例）

NORM.S.INV (0.975)=1.9600

NORM.S.INV (0.95)=1.6449

NORM.S.INV (0.025)=-1.9600

NORM.S.INV (0.05)=-1.6449

■ NORM.DIST

函數 NORM.DIST 在平均 m，標準差 s 常態分配中，求某值 x 以下的機率所使用的函數。

(輸入格式)=NORM.DIST(x，平均，標準差，函數形式)

x　　　　　→指定代入函數的數值。
平均　　　　→指定常態分配的平均值。
標準差　　　→指定常態分配的標準差。
函數形式　　→指定 TRUE 時可計算累積分配函數之值。
　　　　　　　指定 FALSE 時可計算機率密度函數之值。

6.4　計數值數據的分配

■ 二項分配（**Binomial distribution**）

在某袋子中裝有許多紅球與白球，假定袋子裡紅球的比率是 10%。此時好好地將袋中攪拌後，取出 10 個球，在此 10 個球之中，紅球有幾個的可能性是最高的呢？

假設袋中紅球的比率是 P，從袋中抽出 n 個球時，紅球有 r 個的機率是 Pr，此時可以如下求之：

$$Pr = \frac{n!}{r!(n-r)!} P^r (1-P)^{n-r}$$

由此知，當抽出 10 個球時，紅球有 2 個之機率 P_2，可以如下求之：

$$P_2 = \frac{10!}{2!8!} \times 0.1^2 \times 0.8^8$$

一般來說，有兩個事件（此情形是紅球與白球），其中一方的事件 A（紅球）發生之機率設為 P 時，事件 A 在 n 次中發生 r 次的機率 Pr，可用如下的公式求之：

$$Pr = \frac{n!}{r!(n-r)!} P^r (1-P)^{n-r}$$

r 有可能由 0 到 n，因之可由 P_0 求到 P_n，機率由 P_0 變化至 P_n 之情形，稱為二項分配。

從不良率 P 的母體抽出 n 個樣本中不良品的個數，服從二項分配。二項分配的平均是 np，變異數是 $np(1-p)$，平均或變異數均依 n、p 而改變。

例題 6-4

在不良率為 0.1 的產品製程中檢查生產的產品 30 個。

(1) 試求此 30 個產品之中，不良品剛好 5 個的機率。

(2) 試求此 30 個產品之中，不良品剛好 5 個以下的機率。

■ **Excel 的解法**

	A	B	C
1	P	0.1	
2	n	30	
3	r	5	
4	P(X=r)	0.1023	
5	P(X≦r)	0.9268	
6			

〔儲存格內容〕
B4=BINOM.DIST(B3, B2, B1, FALSE)
B5=BINOM.DIST(B3, B2, B1 , TRUE)

■ **BINOM.DIST**

函數 BINOM.DIST 是計算二項分配的機率所使用的函數。
(輸入格式)=BINOM.DIST (發生數，試行數，發生機率，函數形式)
函數形式→指定 TRUE 時，即為累積分配函數。
　　　　　指定 FALSE 時，即為機率密度函數。

例題 6-5

在例題 6-4 中，當不良品的個數為 r 時，試求 r 從 0 變化至 10 之機率，
以長條圖表示之。

■ Excel 的解法

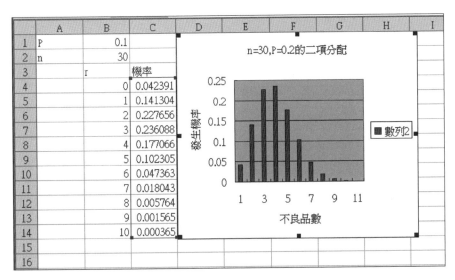

〔儲存格內容〕
以手動輸入 A 行、B 行的數據。
C4=BINOM.DIST(B4, $B$2, $B$1 , FALSE)
(複製 C4 至 C5 到 C14)
從 B4 到 C14 當作數據的範圍指定，再去製作長條圖。

■ 卜氏分配 (Poisson distribution)

$X = 0, 1, 2, \cdots, n$ 之值出現之機率 P_x，若以如下所設定之分配：

$$P_x = \frac{e^{-\lambda} \lambda^x}{x!}$$

稱為卜氏分配。在一定大小的樣本中缺點數的分配，如製程安定時，即服從卜氏分配。卜氏分配的平均與變異數均為 λ。

■ POISSON

函數 POISSON 是求卜氏分配機率所使用的函數。
(輸入格式)=POISSON (事件數，平均，函數形式)
事件數→指定發生事件之次數
函數形式→指定 TRUE 時，即為累積分配函數。
　　　　　指定 FALSE 時，即為機率分配函數。

（例）

	A	B	C
1	平均 λ	10	
2	發生次數	3	
3	機率	0.0076	
4	累積機率	0.0103	
5			
6			

〔儲存格內容〕
B3=POISSON.DIST (B2, B1, FALSE)
B4=POISSON.DIST (B2, B1, TRUE)

■ 期待值與變異數

機率變數 X 的平均值稱為期待值，以 $E(X)$ 表示，而常態分配、二項分配、卜氏分配的期待值，分別如下：

$$常態分配 \rightarrow E(X) = \mu$$
$$二項分配 \rightarrow E(X) = np$$
$$卜氏分配 \rightarrow E(X) = \lambda$$

設 a 與 b 為常數時，機率變數 X 與 Y 之期待值，有如下關係：

$$E(aX + bY) = aE(X) + bE(Y)$$

X 與 Y 獨立時，有如下之關係：

$$E(XY) = E(X)E(Y)$$

機率變數 X 的變異數以 $V(X)$ 表示，標準差以 $D(X)$ 表示。各分配的變異數與標準差，分別為如下：

$$常態分配 \rightarrow V(X) = \sigma^2 \qquad D(X) = \sigma$$
$$二項分配 \rightarrow V(X) = np(1 - p) \qquad D(X) = \sqrt{np(1 - p)}$$
$$卜氏分配 \rightarrow V(X) = \lambda \qquad D(X) = \sqrt{\lambda}$$

X 與 Y 獨立時，有如下之關係：

$$V(aX + bY) = a^2 V(X) + b^2 V(Y)$$

6.5 統計量的分配

■ 平均值之分配

　　從 $N(\mu, \sigma^2)$ 隨機抽取出 n 個樣本，其平均值 $\overline{X}$ 的期待值與標準差，即為如下：

$$E(\overline{X}) = \mu$$
$$D(\overline{X}) = \sigma / \sqrt{n}$$

　　當母體為常態分配時，$\overline{X}$ 的分配也是常態分配，而且隨 n 的變大，母體即使不是常態分配，$\overline{X}$ 的分配也近乎常態分配。

■ 中位數之分配

　　從 $N(\mu, \sigma^2)$ 隨機抽取出 n 個樣本，其平均值 $\widetilde{X}$ 的期待值與標準差，即為如下：

$$E(\widetilde{X}) = \mu$$
$$D(\widetilde{X}) = m_3 \cdot \sigma / \sqrt{n}$$

■ 全距之分配

　　從 $N(\mu, \sigma^2)$ 隨機抽取出 n 個樣本，其全距 R 的期待值與標準差即為如下：

$$E(R) = d_2 \sigma$$
$$D(R) = d_3 \sigma$$

d_2, d_3 是依 n 而定的常數。

■ 標準差之分配

　　從 $N(\mu, \sigma^2)$ 隨機抽取出 n 個樣本，其標準差 s 的期待值與標準差即為如下：

$$E(s) = c_2 \sigma$$
$$D(s) = c_3 \sigma$$

■ 變異數之分配

　　從 $N(\mu, \sigma^2)$ 隨機抽取出 n 個樣本，其變異數 $V = S/(n-1)$ 的期待值與標準

差即爲如下：

$$E(V) = \sigma^2$$

$$D(V) = \sqrt{\frac{2}{n-1}}\sigma^4$$

■ 卡方分配

從 $N(\mu , \sigma^2)$ 隨機抽取出 n 個樣本，其平方和 S 除以 σ^2，即是服從自由度 $\phi = n - 1$ 的卡方分配。

$$\chi^2 = \frac{S}{\sigma^2}$$

自由度中的 χ^2 分配的上側機率 α 的點是以 $\chi^2 (\phi, \alpha)$ 表示。

■ t 分配（t distribution）

從 $N(\mu , \sigma^2)$ 隨機抽取出 n 個樣本，將平均值 $\overline{X}$ 以下式變換後的 t 即服從自由度 ϕ 的 t 分配。

$$t = \frac{\overline{X} - \mu}{\sqrt{\dfrac{v}{n}}}$$

自由度 ϕ 的 t 分配的雙邊機率 α 的點以 $t(\phi, \alpha)$ 表示。

■ F 分配（F distribution）

從變異數相等的 2 個常態分配 $N(\mu_1 , \sigma^2)$ 及 $N(\mu_2 , \sigma^2)$ 分別隨機抽出 n_1 及 n_2，所得到的變異數設爲 V_1 及 V_2 時，則：

$$F = \frac{V_1}{V_2}$$

即服從第 1 自由度 ϕ_1，第 2 自由度 ϕ_2 的 F 分配的上側機率 α 的點，以 $F(\phi_1, \phi_2, \alpha)$ 表示。

> **例題 6-6**
> (1) 在自由度 10 的 t 分配中，試求 2.3 以上的機率 α。
> (2) 在自由度 10 的 t 分配中，試求 -2.3 以上的機率 α。
> (3) 試求 $t(20, 2.58)$ 的機率 α。
> (4) 試求 $t(15, 0.05)$ 之值。
> (5) 試求 $\chi^2(15, 30.5)$ 之機率 α。
> (6) 試求 $\chi^2(20, 0.05)$ 之值。
> (7) 試求 $F(9, 10；\alpha) = 2.9$ 之機率。
> (8) 試求 $F(9, 10；0.05)$ 之值。

■ Excel 的解法

	A	B	C	D	E	F	G	H	I	J	K
1		自由度				分配	自由度		%點	機率	%點
2	2.3	10	P(X≧c)	0.022127		t	20		2.58	0.017883	
3	-2.3	10	P(X≦c)	0.022127		t	15			0.05	2.13145
4						χ^2	15		30.5	0.010241	
5						χ^2	20			0.05	31.41043
6						F	9	10	2.9	0.055837	
7						F	9	10		0.05	0.318747
8											
9											
10											

〔儲存格內容〕
D2=T.DIST.RT (A2, B2)
D3=T.DIST .RT(ABS(A3) , B3)
J2=T.DIST.2T (I2, G2)
J4=CHISQ.DIST.RT (I4, G4)
J6=F.DIST (I6, G6, H6, False)
K3=T.INV.2T (J3, G3)
K5=CHISQ.INV.RT (J5, G5)
K7=F.INV (J7, G7, H7)
* 此處使用 2010 版，以下使用 2007 版本也是可以的。

■ TDIST

函數 TDIST 是在 t 分配中，求某值以上之機率所使用的函數。
(輸入格式) = TDIST (某值，自由度，尾部)

尾部 → 1= 單邊機率 , 2= 雙邊機率

（例）TDIST(1.5,19,1)=0.075024
　　　TDIST(1.5,19,2)=0.150049
　　　TDIST(-1.5,19,1)= #NUM(指定負值時即爲有誤)
（註）對自由度指定小數點以下之值也會被割捨。

■ TINV

函數 TINV 是在 t 分配中求雙邊機率爲 p 所使用的函數。
(輸入格式)=TINV (機率 p，自由度)

■ CHIDIST

函數 CHISQ.DIST 是在 χ^2 分配中，求某值以上之機率 (單邊上側機率) 所
使用的函數。
(輸入格式)=CHISQ.DIST (某值，自由度)

■ CHINV

函數 CHINV 是在 χ^2 分配中，某值 c 以上的機率 (單邊上側機率) 爲所指
定之機率時，求 c 所使用之函數。
(輸入格式)=CHISQ.INV (機率，自由度)

■ FDIST

函數 FDIST 是在 F 分配中，求某值以上的機率 (單邊上側機率) 所使用
之函數。
(輸入格式)=FDIST (某值，第 1 自由度 , 第 2 自由度)

■ FINV

函數 FINV 是在 F 分配中，某值 c 以上的機率 (單邊上側機率) 爲所指定
之機率時，求 c 所使用之函數。
(輸入格式)= FINV (機率，第 1 自由度 , 第 2 自由度)

■ 計算機率所使用之統計函數的總整理

(1) 在標準常態分配中，出現某值以下之數值的機率 = NORMDIST(K)

(2) 在標準常態分配中，某值以下的機率為 p 的點 = NORMSINV(P)

(3) 在自由度 ϕ 的 χ^2 分配中，出現某值以上數值的機率 = CHIDIST(K, ϕ)

(4) 在自由度 ϕ 的 χ^2 分配中，某值以上的機率為 P 的點 =CHIINV(P, ϕ)

(5) 在自由度 ϕ 的 t 分配中，出現某值 K 以上之機率 = TDIST(K, ϕ,1)

(6) 在自由度 ϕ 的 t 分配中，出現某值 |K| 以上之機率 = TDIST(K, ϕ,2)

(7) 在自由度 ϕ 的 t 分配中，某值以上及以下的機率為 P 的點 =TINV(P, ϕ)

(8) 在第 1 自由度 ϕ_1，第 2 自由度 ϕ_2 的 F 分配中，出現某值 K 以上的數值之機率 = FDIST F(K,ϕ_1, ϕ_2)

(9) 在第 1 自由度 ϕ_1，第 2 自由度 ϕ_2 的 F 分配中，某值以上的機率為 P 的點 =FINV(P, ϕ_1, ϕ_2)

本章附錄

2007 版		2010 版	
CHIDIST		CHISQ.DIST.RT	
CHIINV		CHISQ.INV.RT	
TDIST	1（右尾）	T.DIST.RT	
	2（雙尾）	T.DIST.2T	
TINV	雙尾：P	T.INV.2T	
	左尾：2P	T.INV	
NORMSDIST		NORM.S.DIST	TRUE：累加函數
			FALSE：質量函數
NORMSINV		NORM.S.INV	
FDIST		F.DIST（左尾）	
		F.DIST.RT（右尾）	
FINV		F.INV.RT（右尾）	
NORMDIST		NORM.DIST	
NORMINV		NORM.INV	

第 7 章
散佈圖、相關係數、迴歸直線的求法

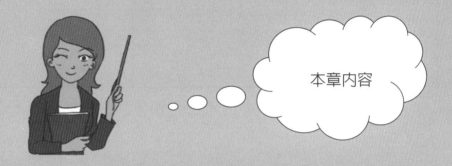

本章內容

7.1 散佈圖是兩變數的表現

以下的數據是測量糖尿病患者的 HbAlc 與血糖值。

表 7.1.1　糖尿病患者的 HbAlc 與血糖值

病歷 No	HbAlc	血糖值
1	9.8	155
2	7.7	194
3	5.0	191
4	5.2	156
5	7.5	222
6	6.8	307
7	5.2	276
8	6.4	220
9	7.5	169
10	7.3	174
11	7.6	190
12	6.3	202

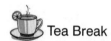
Tea Break

> 平均數、變異數、標準差是 1 個變數數據。
> 散佈圖、相關係數、迴歸直線是 2 個變數數據。

將 2 變數表現成圖形即為如下：

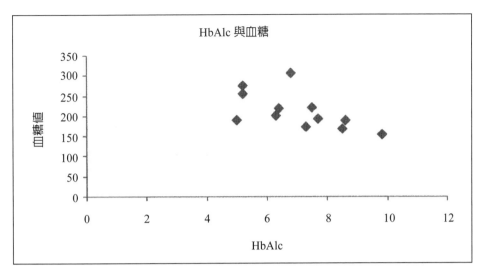

圖 7.1.1　HbAlc 與血糖值的散佈圖

像這樣在橫軸取 HbAlc，縱軸取血糖值的圖形稱為散佈圖。

統計處理的第一步就是圖形表現。

觀察此散佈圖，可以調查變數 x 與變數 y 的關係。

此時，變數 x 與變數 y 的關係為相關。

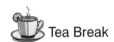 Tea Break

相關：Correlation
關聯：Association

2 變數數據，可以表現成如下：

表 7.1.2

No.	變數 x	變數 y
1	x_1	y_1
2	x_2	y_2
⋮	⋮	⋮
N	x_N	y_N

散佈圖可分成以下 3 種類型：

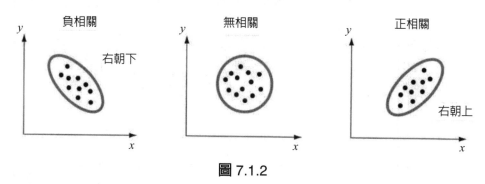

圖 7.1.2

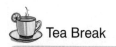 Tea Break

負相關是 x 增加時 y 減少。
正相關是 x 增加時 y 也增加。

■ Excel 散佈圖的作法

步驟 1　將數據輸入到工作表中，接著指定數據的範圍。

	A	B	C	D	E	F	G
1	HbA1c	血糖值					
2	9.8	155					
3	7.7	194					
4	5.0	191					
5	5.2	256					
6	7.5	222					
7	6.8	307					
8	5.2	276					
9	6.4	220					
10	8.5	169					
11	7.3	174					
12	8.6	190					
13	6.3	202					
14							

步驟 2　從 [插入] 的清單中選擇 [散佈圖]。

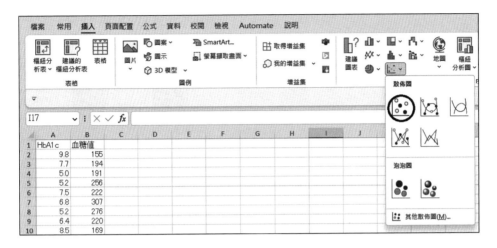

步驟 3　可畫出如下的散佈圖。

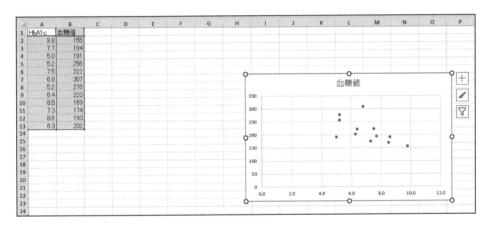

步驟 4 按一下圖表設計，內有許多樣式清單，試著加工成有魅力的散佈圖。

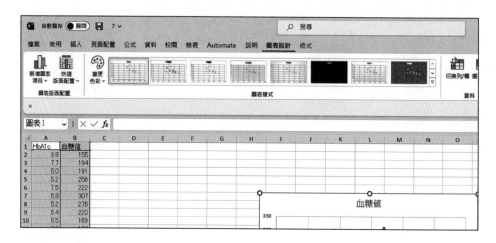

步驟 5 取消格線，改變標題及軸標籤。

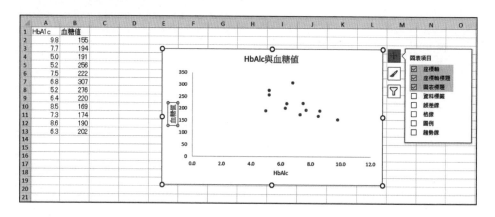

步驟 6　若要在點上加入數值時，於圖表項目中勾選資料標籤。

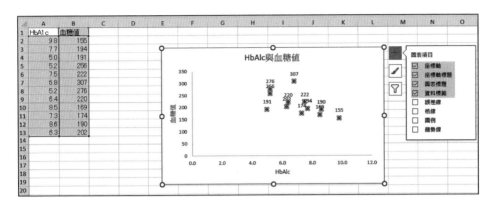

7.2 相關係數是兩變數數據的擴散

畫出散佈圖，得知表 7.1.1 兩個變數 HbAlc 與血糖值之間有負的相關。
再詳細調查此兩變數的關係。
此時使用相關係數 r 是很方便的。

■ 簡明的相關係數的定義

相關係數 r 的定義，其式子定義如下，式子有些長。

$$r = \frac{(x_1 - \bar{x}) \times (y_1 - \bar{y}) + \cdots + (x_N - \bar{x}) \times (y_N - \bar{y})}{\sqrt{(x_1 - \bar{x})^2 + \cdots + (x_N - \bar{x})^2} \times \sqrt{(y_1 - \bar{y})^2 + \cdots + (y_N - \bar{y})^2}}$$

將相關係數的定義式的分子與分母除以 N，即為：

$$r = \frac{\dfrac{(x_1 - \bar{x}) \times (y_1 - \bar{y}) + \cdots + (x_N - \bar{x}) \times (y_N - \bar{y})}{N-1}}{\sqrt{\dfrac{(x_1 - \bar{x})^2 + \cdots + (x_N - \bar{x})^2}{N-1}} \times \sqrt{\dfrac{(y_1 - \bar{y})^2 + \cdots + (y_N - \bar{y})^2}{N-1}}}$$

此分母的 $\sqrt{}$ 中的內容是 x 的變異數與 y 的變異數，此即為：

$$r = \frac{\dfrac{(x_1 - \bar{x}) \times (y_1 - \bar{y}) + \cdots + (x_N - \bar{x}) \times (y_N - \bar{y})}{N-1}}{\sqrt{x \text{ 的變異數}} \times \sqrt{y \text{ 的變異數}}}$$

上式的分子稱為 x 與 y 的共變數 $\text{Cov}(x, y)$。

$$\text{Cov}(x, y) = \frac{(x_1 - \bar{x}) \times (y_1 - \bar{y}) + \cdots + (x_N - \bar{x}) \times (y_N - \bar{y})}{N-1}$$

變異數是測量 x 與 y 長度的統計量，相對的共變數是測量 x 與 y 的寬度。

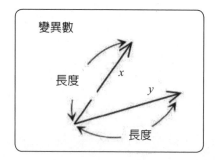
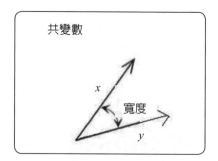

圖 7.2.1

換言之，

$$相關係數 = \frac{x \text{ 與 } y \text{ 的共變數}}{\sqrt{x \text{ 的變異數}}\sqrt{y \text{ 的變異數}}} = \frac{x \text{ 與 } y \text{ 的共變數}}{x \text{ 的標準差} \times y \text{ 的變異數}}$$

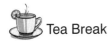
Tea Break

共變異數（**Covariance**）及相關係數（**Correlation coefficient**，或只稱 **Correlation**），都可用來度量兩個隨機變數關係（特別是線性關係）的強弱。

■ Excel 相關係數的求法

步驟 1　將數據輸入工作表中。

	A	B	C	D	E	F	G
1	HbA1c	血糖值					
2	9.8	155		相關係數			
3	7.7	194					
4	5.0	191					
5	5.2	256					
6	7.5	222					
7	6.8	307					
8	5.2	276					
9	6.4	220					
10	8.5	169					
11	7.3	174					
12	8.6	190					
13	6.3	202					
14							
15							
16							
17							

步驟 2　計算相關係數，於 E2 輸入
　　　　　=CORREL(A2:A13,B2:B13)

	A	B	C	D	E	F	G	H
1	HbA1c	血糖值						
2	9.8	155		相關係數	=CORREL(A2:A13,B2:B13)			
3	7.7	194			CORREL(array1, array2)			
4	5.0	191						
5	5.2	256						
6	7.5	222						
7	6.8	307						
8	5.2	276						
9	6.4	220						
10	8.5	169						
11	7.3	174						
12	8.6	190						
13	6.3	202						
14								
15								

步驟 3　如下求出相關係數。

	A	B	C	D	E	F
1	HbA1c	血糖值				
2	9.8	155		相關係數	−0.591	
3	7.7	194				
4	5.0	191				
5	5.2	256				
6	7.5	222				
7	6.8	307				
8	5.2	276				
9	6.4	220				
10	8.5	169				
11	7.3	174				
12	8.6	190				
13	6.3	202				
14						

　　　使用 Excel 函數 CORREL，如下輸入：

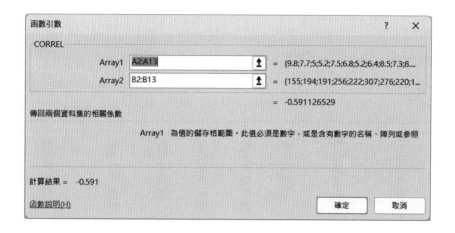

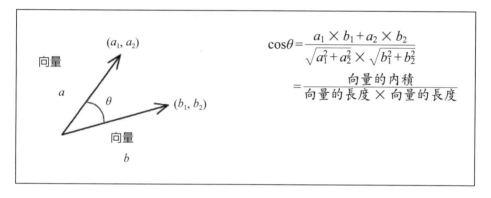

圖 7.2.2

■ 相關係數與散佈圖的關係

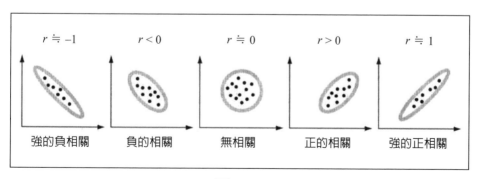

圖 7.2.3

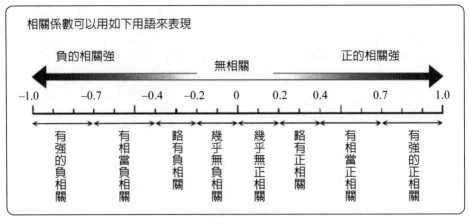

圖 7.2.4

■ 注意事項

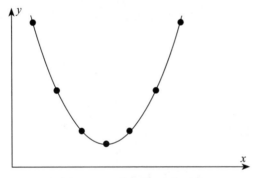

x	y
−4	11
−3	6
−2	3
−1	2
0	3
1	6
2	11

圖 7.2.5　無相關的散佈圖

表 7.2.1　相關係數

	x	y
x	1.000	
y	0.000	1.000

由此散佈圖知 x 與 y 不是正相關也不是負相關。

計算相關係數時，$r = 0.000$。

但是，兩變數的數據如：

$11 = (-4)^2 + 2 \times (-4) + 3$

$6 = (-3)^2 + 2 \times (-3) + 3$

$\vdots$

$11 = 2^2 + 2 \times 2 + 3$

有二次式的關係。

換言之，相關係數是調查一次式的關係。

7.3 使用迴歸直線，可以利用 x 預測 y

　　如下圖，當相關係數近乎 1 或 −1 時，考察 X 與 y 之間直線的關係是否成立呢？

$$y = a + b \times x$$

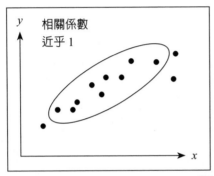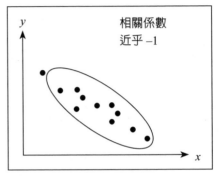

圖 7.3.1

　　可惜的是在統計中兩變數之間

$$y = a + b \times x$$

的一次式是不成立的。

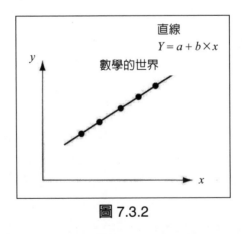

圖 7.3.2

　　這表示現實的數據中是有誤差的變動，因之數據並非在一直線上排列。

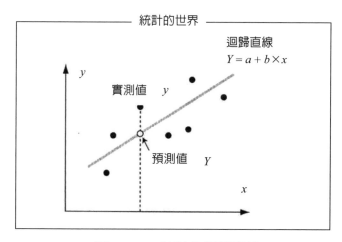

圖 7.3.3　統計的迴歸直線

直線雖然只用 2 點即可決定，當點很多時統計的世界要如何求出迴歸直線呢？
因此，統計的做法是針對實測值，設想給予預測值 Y 的式子，例如：

$$y = a + b \times x$$

此式稱為迴歸式。

從實測值減去預測值即為殘差。迴歸直線式是使此殘差的平方和成為最小。

■ Excel 迴歸直線的求法

步驟 1　將數據輸入到工作表中。

	A	B	C	D	E	F	G
1	HbA1c	血糖值					
2	9.8	155					
3	7.7	194					
4	5.0	191					
5	5.2	256					
6	7.5	222					
7	6.8	307					
8	5.2	276					
9	6.4	220					
10	8.5	169					
11	7.3	174					
12	8.6	190					
13	6.3	202					
14							
15							
16							
17							

步驟 2　計算迴歸直線的斜率。於 E2 輸入
　　　　　=SLOPE(B2:B13,A2:A13)

	A	B	C	D	E	F	G	H
1	HbA1c	血糖值						
2	9.8	155		斜率	=SLOPE(B2:B13,A2:A13)			
					SLOPE(known_y's, known_x's)			
3	7.7	194						
4	5.0	191		截距				
5	5.2	256						
6	7.5	222						
7	6.8	307						
8	5.2	276						
9	6.4	220						
10	8.5	169						
11	7.3	174						
12	8.6	190						
13	6.3	202						
14								

步驟 3　計算迴歸直線的截距，於 E4 輸入
　　　　　=INTERCEPT(B2:B13,A2:A13)

	A	B	C	D	E	F
1	HbA1c	血糖值				
2	9.8	155		斜率	-18.0256	
3	7.7	194				
4	5.0	191		截距		
5	5.2	256				
6	7.5	222				
7	6.8	307				
8	5.2	276				
9	6.4	220				
10	8.5	169				
11	7.3	174				
12	8.6	190				
13	6.3	202				
14						

步驟 4 於是如下求出迴歸直線的斜率與截距。

	A	B	C	D	E	F
1	HbA1c	血糖值				
2	9.8	155		斜率	-18.0256	
3	7.7	194				
4	5.0	191		截距	339.6296	
5	5.2	256				
6	7.5	222				
7	6.8	307				
8	5.2	276				
9	6.4	220				
10	8.5	169				
11	7.3	174				
12	8.6	190				
13	6.3	202				

■ 散佈圖、相關係數、迴歸直線

例題 7.1

以下的數據是測量 15 位女性糖尿病患者的食鹽攝取量與血糖值的結果。
使用 Excel 求相關係數，並畫散佈圖。

表 7.3.1

食鹽攝取量	血糖值
10.0	206
14.0	215
7.5	145
7.0	191
7.0	186
9.1	155
12.4	235
14.5	264
7.6	144
7.2	155
12.4	241
5.4	145
7.2	145
6.0	122
9.1	186

利用 Excel 的資料分析也可求相關係數。

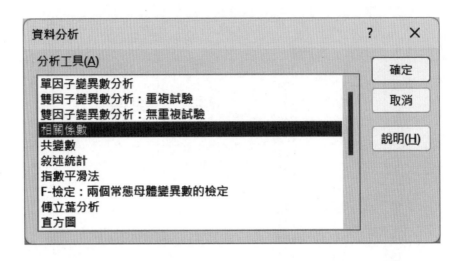

步驟 1 於工作表中入數據。

	A	B	C	D
1	食鹽攝取量	血糖值		
2	10.0	206		相關係數
3	14.0	215		
4	8.5	145		
5	7.0	191		
6	8.0	186		
7	9.1	155		
8	12.4	235		
9	14.5	264		
10	8.6	144		
11	8.2	155		
12	12.4	241		
13	5.4	145		
14	8.2	145		
15	6.0	122		
16	9.1	186		
17				

步驟 2　如下求相關係數。

E2	⌄	⋮	× ✓ *fx*	=CORREL(A2:A16,B2:B16)		
	A	B	C	D	E	F
1	食鹽攝取量	血糖值				
2	10.0	206		相關係數	0.851	
3	14.0	215				
4	8.5	145				
5	7.0	191				
6	8.0	186				
7	9.1	155				
8	12.4	235				
9	14.5	264				
10	8.6	144				
11	8.2	155				
12	12.4	241				
13	5.4	145				
14	8.2	145				
15	6.0	122				
16	9.1	186				

步驟 3　接著畫散佈圖。
　　　　　指定數據的範圍後，從 [插入] ➡ [散佈圖]，如下選擇散佈圖類型。

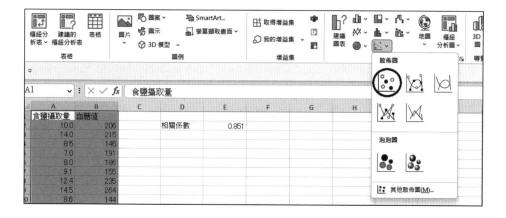

步驟4 畫出散佈圖後，利用圖表設計中的清單編輯成容易看的圖。

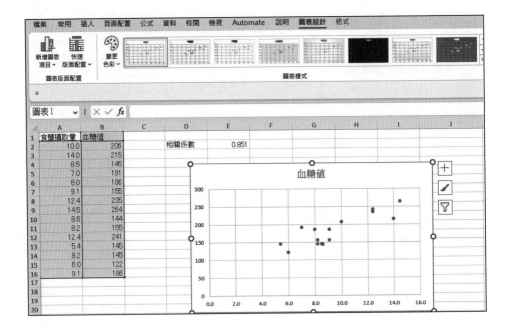

第 8 章
平均數與比率之區間估計的求法

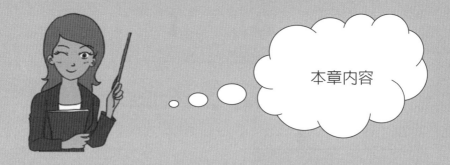

本章內容

8.1 何謂母平均的區間估計

■ 母平均區間估計的架構

母平均的區間估計即為如下：

信賴係數 95% 母平均的區間估計

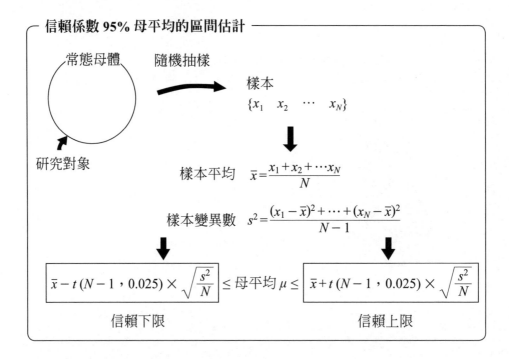

信賴係數 95% 母平均的區間估計

常態母體　　　隨機抽樣

樣本
$\{x_1 \quad x_2 \quad \cdots \quad x_N\}$

研究對象

樣本平均　　$\bar{x} = \dfrac{x_1 + x_2 + \cdots x_N}{N}$

樣本變異數　$s^2 = \dfrac{(x_1 - \bar{x})^2 + \cdots + (x_N - \bar{x})^2}{N - 1}$

$$\bar{x} - t(N-1 , 0.025) \times \sqrt{\dfrac{s^2}{N}} \le 母平均\ \mu \le \bar{x} + t(N-1 , 0.025) \times \sqrt{\dfrac{s^2}{N}}$$

信賴下限　　　　　　　　　　　　　　　信賴上限

以下數據是健康的 6 位女性空腹時的血糖值。試用此數據求健康女性空腹時的血糖值的信賴係數 95% 信賴區間。

表 8.1.1　健康的 6 位女性空腹時的血糖值

血糖值	110　91　86　106　97　82

計算樣本平均 $\bar{x}$，樣本變異數 s^2 時，
樣本平均 $\bar{x} = 95.333$
樣本變異數 $s^2 = 123.067$

$t(6\text{-}1,0.025) = 2.571$

將此值代入信賴係數 95% 信賴區間的公式時：

$$95.333 - 2.571 \times \sqrt{\frac{123.067}{6}} \leq 母平均\ \mu \leq 95.333 + 2.571 \times \sqrt{\frac{123.067}{6}}$$

$$83.691 \leq 母平均\ \mu \leq 106.975$$

因此，健康女性空腹時的血糖值的信賴係數 95% 信賴區間為：

$$83.691 \leq 健康的女性空腹時的血糖值的母平均\ \mu \leq 106.975$$

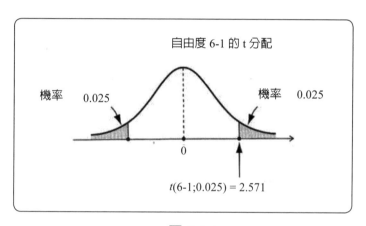

圖 8.1.1

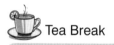 Tea Break

Excel 函數
T.INV.2T(6-1,0.025)
=t(6-1,0.025)

■ Excel 母平均區間估計的求法

步驟 1 將數據輸入到工作表中。

	A	B	C	D	E	F	G
1	血糖值						
2	110		樣本平均				
3	91						
4	86		樣本變異數			信賴下限	
5	106						
6	97		t分配之值			信賴上限	
7	82						
8							
9							
10							
11							

步驟 2 計算樣本平均與樣本變異數。
　　　　　D2=AVERAGE(A2:A7)
　　　　　D4=VAR.S(A2:A7)

	A	B	C	D	E	F	G	H
1	血糖值							
2	110		樣本平均	95.333				
3	91							
4	86		樣本變異數	=VAR.S(A2:A7)		信賴下限		
5	106							
6	97		t分配之值			信賴上限		
7	82							
8								
9								

步驟 3 求 t(6-1,0.025)。

	A	B	C	D	E	F	G
1	血糖值						
2	110		樣本平均	95.333			
3	91						
4	86		樣本變異數	123.067		信賴下限	
5	106						
6	97		t分配之值	=T.INV.2T(0.05,6-1)			
7	82						
8							
9							

步驟 4　計算信賴下限。於 G4 的儲存格輸入

　　　　　G4=D2-D6*(D4/6)^0.5

	A	B	C	D	E	F	G	H
1	血糖值							
2	110		樣本平均	95.333				
3	91							
4	86		樣本變異數	123.067		信賴下限	=D2-D6*(D4/6)^0.5	
5	106							
6	97		t分配之值	2.571		信賴上限		
7	82							
8								
9								
10								

步驟 5　計算信賴上限。於 G6 輸入

　　　　　G6=D2+D6*(D4/6)^0.5

	A	B	C	D	E	F	G	H	I
1	血糖值								
2	110		樣本平均	95.333					
3	91								
4	86		樣本變異數	123.067		信賴下限	83.691		
5	106								
6	97		t分配之值	2.571		信賴上限	=D2+D6*(D4/6)^0.5		
7	82								
8									
9									
10									
11									

步驟 6　如此一來得出如下的信賴區間。

	A	B	C	D	E	F	G	H
1	血糖值							
2	110		樣本平均	95.333				
3	91							
4	86		樣本變異數	123.067		信賴下限	83.691	
5	106							
6	97		t分配之值	2.571		信賴上限	106.975	
7	82							
8								
9								

8.2 母體比率的區間估計

■ 母體比率的區間估計的架構

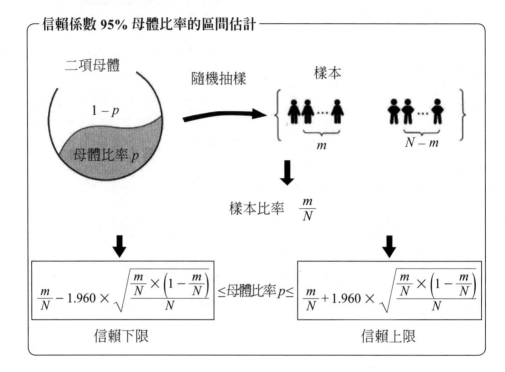

信賴係數 95% 母體比率的區間估計

二項母體

$1 - p$

母體比率 p

隨機抽樣

樣本

m

$N - m$

樣本比率 $\dfrac{m}{N}$

$$\dfrac{m}{N} - 1.960 \times \sqrt{\dfrac{\dfrac{m}{N} \times \left(1 - \dfrac{m}{N}\right)}{N}} \leq 母體比率 p \leq \dfrac{m}{N} + 1.960 \times \sqrt{\dfrac{\dfrac{m}{N} \times \left(1 - \dfrac{m}{N}\right)}{N}}$$

信賴下限　　　　　　　　　　　　　　　　　　信賴上限

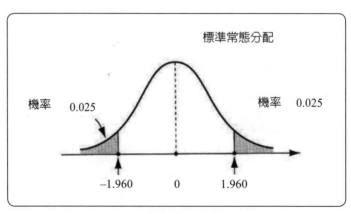

標準常態分配

機率　0.025　　　　　　　　　機率　0.025

-1.960　　　0　　　1.960

圖 8.2.1

例進行健康診斷之後，在 875 人中有 96 人懷疑有糖尿病。
由此數據，試求：

表 8.2.1　健康診斷的結果

	懷疑有糖尿病的人	無懷疑有糖尿病的人
人數	96 人	779 人

樣本比率 $= \dfrac{m}{N} = \dfrac{96}{875}$

代入信賴係數 95% 的信賴區間的公式時：

$$\frac{96}{875} - 1.960 \times \sqrt{\frac{\frac{96}{875} \times \left(1 - \frac{96}{875}\right)}{875}} \leq 母體比率\, p \leq \frac{96}{875} + 1.960 \times \sqrt{\frac{\frac{96}{875} \times \left(1 - \frac{96}{875}\right)}{875}}$$

$$0.089 \leq 母體比率\, p \leq 0.130$$

因此，懷疑有糖尿病的人的信賴係數 95% 的信賴區間為：

$$0.089 \leq 母體比率\, p \leq 0.130$$

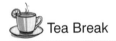
Tea Break

二項分配 B(1,p) 的平均是 p，變異數是 p × (1 − p)

■ Excel 母體比率的區間估計的求法

步驟 1 將數據輸入到工作表中。

	A	B	C	D	E
1	懷疑有糖尿病的人	無懷疑有糖尿病的人	合計		
2	96	779	875		
3					
4	標本比率				
5					
6	統計量				
7					
8	信賴下限				
9					
10	信賴上限				
11					
12					

步驟 2 計算樣本比率與統計量。
B4=A2/C2
B6=B4*(1-B4)

	A	B	C	D	E
1	懷疑有糖尿病的人	無懷疑有糖尿病的人	合計		
2	96	779	875		
3					
4	樣本比率	0.110			
5					
6	統計量	=B4*(1-B4)			
7					
8	信賴下限				
9					
10	信賴上限				
11					
12					

步驟 3　計算信賴下限。於 B8 輸入
　　　　　=B4-1.960*(B6/C2)^0.5

◢	A	B	C	D	E
1	懷疑有糖尿病的人	無懷疑有糖尿病的人	合計		
2	96	779	875		
3					
4	樣本比率	0.110			
5					
6	統計量	0.098			
7					
8	信賴下限	=B4-1.96*(B6/C2)^0.5			
9					
10	信賴上限				
11					

步驟 4　計算信賴上限。於 B10 輸入
　　　　　=B4+1.96*(B6/C2)^0.5

◢	A	B	C	D
1	懷疑有糖尿病的人	無懷疑有糖尿病的人	合計	
2	96	779	875	
3				
4	樣本比率	0.110		
5				
6	統計量	0.098		
7				
8	信賴下限	0.089		
9				
10	信賴上限	=B4+1.96*(B6/C2)^0.5		
11				

步驟 5　如下求出信賴區間。

	A	B	C	D	E
1	懷疑有糖尿病的人	無懷疑有糖尿病的人	合計		
2	96	779	875		
3					
4	樣本比率	0.110			
5					
6	統計量	0.098			
7					
8	信賴下限	0.089			
9					
10	信賴上限	0.130			
11					

■ 母平均的區間估計

例題 8.1
以下的數據是健康女性膽固醇的數值。使用 Excel 以 95% 信賴係數對膽
固醇值的母平均進行區間估計。

表 8.2.2　7 位健康女性膽固醇的數值

No.	膽固醇值
1	184
2	156
3	198
4	176
5	205
6	163
7	211

利用 Excel 資料分析的基本統計量也可求出信賴區間。

步驟 1　將數據輸入工作表中。

	A	B	C	D	E
1	膽固醇值				
2	184				
3	156				
4	198				
5	176				
6	205				
7	163				
8	211				
9					

步驟 2　計算樣本平均與樣本變異數。
　　　　D2=AVERAGE(A2:A8)
　　　　D4=VAR.S(A2:A8)

	A	B	C	D	E	F	G
1	膽固醇值						
2	184		樣本平均	184.714			
3	156						
4	198		樣本變異數	=VAR.S(A2:A8)			
5	176			VAR.S(number1, [number2], ...)			
6	205		t分配之值				
7	163						
8	211		信賴下限				
9							
10			信賴上限				

步驟 3　求 t(7-1,0.025)。

　　　　　　D6=T.INV.2T(0.05,7-1)

	A	B	C	D	E	F
1	膽固醇值					
2	184		樣本平均	184.714		
3	156					
4	198		樣本變異數	441.905		
5	176					
6	205		t分配之值	=T.INV.=2T(0.05,7-1)		
7	163					
8	211		信賴下限			
9						
10			信賴上限			
11						

步驟 4　計算信賴下限。

　　　　　　D8=D2-D6*(D4/7)^0.5

	A	B	C	D	E	F
1	膽固醇值					
2	184		樣本平均	184.714		
3	156					
4	198		樣本變異數	441.905		
5	176					
6	205		t分配之值	2.447		
7	163					
8	211		信賴下限	=D2-D6*(D4/7)^0.5		
9						
10			信賴上限			

步驟5　計算信賴上限。

D10=D2+D6*(D4/7)^0.5

	A	B	C	D	E	F
1	膽固醇值					
2	184		樣本平均	184.714		
3	156					
4	198		樣本變異數	441.905		
5	176					
6	205		t分配之值	2.447		
7	163					
8	211		信賴下限	165.273		
9						
10			信賴上限	=D2+D6*(D4/7)^0.5		
11						

步驟6　如下求出信賴區間。

	A	B	C	D	E
1	膽固醇值				
2	184		樣本平均	184.714	
3	156				
4	198		樣本變異數	441.905	
5	176				
6	205		t分配之值	2.447	
7	163				
8	211		信賴下限	165.273	
9					
10			信賴上限	204.156	

■ 母體比率的區間估計

例題 8.2

對糖尿病患者 385 人追蹤調查 10 年之後，發現 124 人有神經障礙的合併症，使用 Excel 對糖尿病患者引發神經障礙合併症以信賴係數 95% 區間估計母體比率。

步驟 1　將數據輸入工作表中。

	A	B	C	D
1	看得出神經障害合併症的人	看不出神經障害合併症的人	合計	
2	124	261	385	
3				
4	樣本比率			
5				
6	統計量			
7				
8	信賴下限			
9				
10	信賴上限			
11				

步驟 2　計算樣本比率與統計量。
　　　　　B4=A2/C2
　　　　　B6=B4*(1-B4)

	A	B	C	D
1	看得出神經障害合併症的人	看不出神經障害合併症的人	合計	
2	124	261	385	
3				
4	樣本比率	0.322		
5				
6	統計量	=B4*(1-B4)		
7				
8	信賴下限			
9				
10	信賴上限			

步驟 3　計算信賴下限。
　　　　B8=B4-1.960*(B6/C2)^0.5

	A	B	C	D
1	看得出神經障害合併症的人	看不出神經障害合併症的人	合計	
2	124	261	385	
3				
4	樣本比率	0.322		
5				
6	統計量	0.218		
7				
8	信賴下限	=B4-1.96*(B6/C2)^0.5		
9				
10	信賴上限			
11				

步驟 4　計算信賴上限。
　　　　B10=B4+1.960*(B6/C2)^0.5

	A	B	C	D
1	看得出神經障害合併症的人	看不出神經障害合併症的人	合計	
2	124	261	385	
3				
4	樣本比率	0.322		
5				
6	統計量	0.218		
7				
8	信賴下限	0.275		
9				
10	信賴上限	=B4+1.96*(B6/C2)^0.5		
11				

步驟 5 得出如下結果。

	A	B	C	D
1	看得出神經障害合併症的人	看不出神經障害合併症的人	合計	
2	124	261	385	
3				
4	樣本比率	0.322		
5				
6	統計量	0.218		
7				
8	信賴下限	0.275		
9				
10	信賴上限	0.369		

第 9 章
平均數與比率之差的區間估計

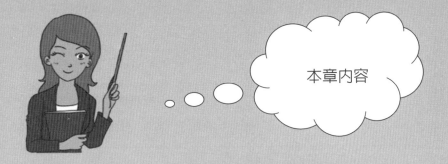

本章內容

9.1 何謂兩個母平均的區間估計

所謂區間估計是指由數據的資訊來推估母體未知的母數。

■ 兩個母平均之差的區間估計的架構

兩個母平均之差的區間估計即為如下：

步驟 1 從母體隨機抽取樣本。

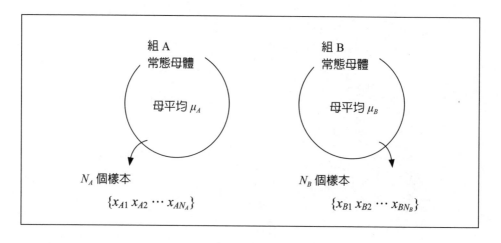

步驟 2 計算 2 組的樣本平均與樣本變異數。
組 A 的樣本平均 $\overline{x_A}$，樣本變異數 s_A^2。
組 B 的樣本平均 $\overline{x_B}$，樣本變異數 s_B^2。

步驟 3 共同變異數 $s^2 = \dfrac{(N_A - 1) \times s_A^2 + (N_B - 1) \times s_B^2}{N_A + N_B - 2}$

步驟 4 求自由度 $(N_A + N_B - 2)$ 的 t 分配之值。
$t(N_A + N_B - 2，0.025) =$

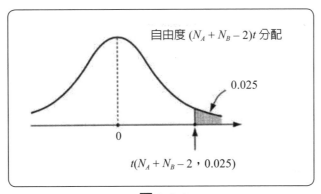

圖 9.1.1

步驟 5　計算信賴下限與信賴上限。

信賴下限

$$= \boxed{\bar{x}_A - \bar{x}_B - t\,(N_A + N_B - 2 \, , \, 0.025) \times \sqrt{\left(\frac{1}{N_A} + \frac{1}{N_B}\right) \times s^2}}$$

信賴上限

$$= \boxed{\bar{x}_A - \bar{x}_B + t\,(N_A + N_B - 2 \, , \, 0.025) \times \sqrt{\left(\frac{1}{N_A} + \frac{1}{N_B}\right) \times s^2}}$$

■ 兩個母平均差的區間估計

以下的數據是針對糖尿病患者的女性組與男性組測量血糖值的結果。
試估計 2 組母平均之差的區間估計。

步驟 1　以下的數據是從母體抽取的樣本。

表 9.1.1

病歷 No	女性
1	186
2	128
3	145
4	155
5	145
6	145
7	144
8	235

病歷 No	男性
1	234
2	174
3	196
4	269
5	209
6	222
7	232
8	211

步驟 2 計算 2 組血糖值的樣本平均與樣本變異數。
女性組　　　　樣本平均 $\overline{x_A}$ = 160.375
　　　　　　　樣本變異數 s_A^2 = 1182.839
男性祖　　　　樣本平均 $\overline{x_B}$ = 205.875
　　　　　　　樣本變異數 s_B^2 = 606.125

步驟 3 計算共同變異數。

$$共同變異數 = \frac{(8-1) \times 1182.839 + (8-1) \times 606.125}{8+8-2} = 894.482$$

步驟 4 求自由度 (8 + 8 − 2) 的 t 分配之值。

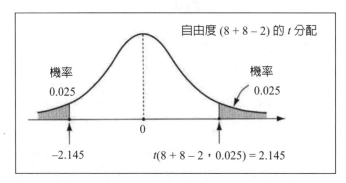

圖 9.1.2

步驟 5 計算信賴下限與信賴上限。
信賴下限

$$= 160 - 205.9 - 2.145 \times \sqrt{\left(\frac{1}{8} + \frac{1}{8}\right) \times 894.482}$$

$$= -77.573$$

信賴上限

$$= 160 - 205.9 + 2.145 \times \sqrt{\left(\frac{1}{8} + \frac{1}{8}\right) \times 894.482}$$

$$= -13.427$$

■ Excel 兩個母平均之差的區間估計的求法

步驟 1　將數據輸入工作表中。

	A	B	C	D	E	F	G	H
1	女性 A	男性 B						
2	186	234		A的樣本平均			B的樣本平均	
3	128	174		A的樣本變異數			B的樣本變異數	
4	145	196						
5	155	169		共同變異數				
6	145	209						
7	145	222		t分配之值				
8	144	232						
9	235	211		信賴下限			信賴上限	
10								
11								
12								

步驟 2　計算 2 組的樣本平均與樣本變異數。
　　　　E2=AVERAGE(A2:A9)
　　　　E3=VAR.S(A2:A9)
　　　　H2=AVERAGE(B2:B9)
　　　　H3=VAR.S(B2:B9)

	A	B	C	D	E	F	資料編輯列	H
1	女性 A	男性 B						
2	186	234		A的樣本平均	160.4		B的樣本平均	
3	128	174		A的樣本變異數	1182.839		B的樣本變異數	
4	145	196						
5	155	169		共同變異數				
6	145	209						
7	145	222		t分配之值				
8	144	232						
9	235	211		信賴下限			信賴上限	
10								
11								

步驟 3 計算共同變異數。

E5=((8-1)*E3+(8-1)*H3)/(8+8-2)

	A	B	C	D	E	F	G
1	女性 A	男性 B					
2	186	234		A的樣本平均	160.4		B的樣本平均
3	128	174		A的樣本變異數	1182.839		B的樣本變異數
4	145	196					
5	155	169		共同變異數	=((8-1)*E3+(8-1)*H3)/(8+8-2)		
6	145	209					
7	145	222		t分配之值			
8	144	232					
9	235	211		信賴下限			信賴上限
10							
11							

步驟 4 求自由度 (8+8-2) 的 t 分配之值。

E7=T.INV.2T(0.05,8+8+-2)

	A	B	C	D	E	F	G
1	女性 A	男性 B					
2	186	234		A的樣本平均	160.4		B的樣本平均
3	128	174		A的樣本變異數	1182.839		B的樣本變異數
4	145	196					
5	155	169		共同變異數	591.420		
6	145	209					
7	145	222		t分配之值	2.145		
8	144	232					
9	235	211		信賴下限			信賴上限
10							
11							

步驟 5 計算信賴下限與信賴上限。

E9=E2-H2-E7*((1/8+1/8)*E5)^0.5

H9=E2-H2+E7*((1/8+1/8)*E5)^0.5

	A	B	C	D	E	F	G	H	I
1	女性 A	男性 B							
2	186	234		A的樣本平均	160.4		B的樣本平均	205.9	
3	128	174		A的樣本變異數	1182.839		B的樣本變異數	606.125	
4	145	196							
5	155	169		共同變異數	894.482				
6	145	209							
7	145	222		t分配之值	2.145				
8	144	232							
9	235	211		信賴下限	-77.573		信賴上限	-13.427	
10									

9.2 兩個母體比率差的區間估計

■ 兩個母體比率差的區間估計步驟

步驟 1　從母體隨機取樣。

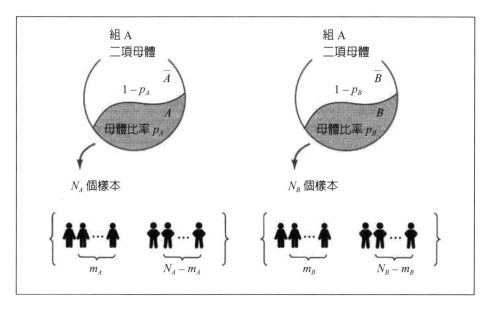

步驟 2　計算兩組的樣本比率。

組 A　樣本比率　$\dfrac{m_A}{N_A}$

組 B　樣本比率　$\dfrac{m_B}{N_B}$

步驟 3　計算共同比率。

共同比率　$p^* = \dfrac{m_A + m_B}{N_A + N_B}$

步驟 4　求標準常態分配之值。
Z(0.025)

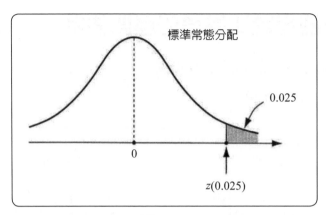

圖 9.2.1

步驟 5　計算信賴下限與信賴上限。

$$= \left| \frac{m_A}{N_A} - \frac{m_B}{N_B} - z(0.025) \times \sqrt{\left(\frac{1}{N_A} + \frac{1}{N_B}\right) \times p^* \times (1 - p^*)} \right|$$

$$= \left| \frac{m_A}{N_A} - \frac{m_B}{N_B} + z(0.025) \times \sqrt{\left(\frac{1}{N_A} + \frac{1}{N_B}\right) \times p^* \times (1 - p^*)} \right|$$

■ 兩個母體比率差的區間估計例

　　以下數據是從事運動的人之組與不從事運動的人之組，其分別測量膽固醇值的結果。

　　試對 2 組的母體比率之差進行區間估計。

步驟 1　以下數據是從母體取出的樣本。

表 9.2.1　運動與膽固醇之值

	膽固醇高	膽固醇正常	合計
從事運動	16 人	84 人	100 人
不從事運動	35 人	65 人	100 人

步驟 2　計算 2 組樣本比率。

從事運動組：

樣本比率 $= \dfrac{16}{100}$

不從事運動組：

樣本比率 $= \dfrac{35}{100}$

步驟 3　計算共同比率。

共同比率 $p^* = \dfrac{16+35}{100+100} = 0.25$

步驟 4　求標準常態分配之值。

Z(0.025) = 1.96

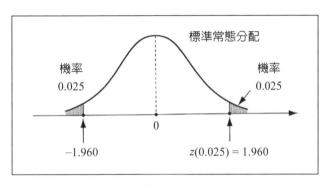

圖 9.2.2

步驟 5　計算信賴下限與信賴上限。

$$= \dfrac{16}{100} - \dfrac{35}{100} - 1.960 \times \sqrt{\left(\dfrac{1}{100} + \dfrac{1}{100}\right) \times 0.255 \times (1-0.255)}$$

$$= -0.311$$

$$= \dfrac{16}{100} - \dfrac{35}{100} + 1.960 \times \sqrt{\left(\dfrac{1}{100} + \dfrac{1}{100}\right) \times 0.255 \times (1-0.255)}$$

$$= -0.069$$

■ Excel 兩個母體比率差的區間估計求法

步驟 1　將數據輸入工作表中。

步驟 2　計算 2 組的樣本比率。

B5=B2/D2

B6=B3/D3

	A	B	C	D	E
1		膽固醇值高	膽固醇值正常	合計	
2	A組	16	84	100	
3	B組	35	65	100	
4					
5	A的樣本比率	0.16			
6	B的樣本比率	0.35			
7					
8	共同比率				
9					
10	標準常態分配之值				
11					
12	信賴下限				
13					
14	信賴上限				

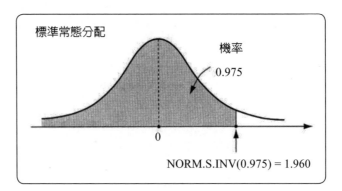

標準常態分配

機率

0.975

0

NORM.S.INV(0.975) = 1.960

圖 9.2.3

步驟 3　計算共同比率。
B8=(B2+B3)/(D2+D3)

	A	B	C	D	E
1		膽固醇值高	膽固醇值正常	合計	
2	A組	16	84	100	
3	B組	35	65	100	
4					
5	A的樣本比率	0.16			
6	B的樣本比率	0.35			
7					
8	共同比率	0.255			
9					
10	標準常態分配之值				
11					
12	信賴下限				
13					
14	信賴上限				

步驟 4　求常態分配之值。
　　　　　B10=NORM.S.INV(0.975)

	A	B	C	D
1		膽固醇值高	膽固醇值正常	合計
2	A組	16	84	100
3	B組	35	65	100
4				
5	A的樣本比率	0.16		
6	B的樣本比率	0.35		
7				
8	共同比率	0.255		
9				
10	標準常態分配之值	1.960		
11				
12	信賴下限			
13				
14	信賴上限			

步驟 5　計算信賴下限與信賴上限。
　　　　　B12=B5-B6-B10*((1/D2+1/D3)*B8*(1-B8))^0.5
　　　　　B14=B5-B6+B10*((1/D2+1/D3)*B8*(1-B8))^0.5

	A	B	C	D
1		膽固醇值高	膽固醇值正常	合計
2	A組	16	84	100
3	B組	35	65	100
4				
5	A的樣本比率	0.16		
6	B的樣本比率	0.35		
7				
8	共同比率	0.255		
9				
10	標準常態分配之值	1.960		
11				
12	信賴下限	-0.311		
13				
14	信賴上限	-0.069		

■ 兩個母平均差的區間估計例

例題 9.1

以下的數據是對女性與男性糖尿病患者測量總膽固醇之值。使用 Excel 對女性與男性的母平均差進行區間估計。

表 9.2.2 女性與男性的總膽固醇之值

No	女性	No	男性
1	346	1	340
2	228	2	185
3	333	3	285
4	150	4	205
5	409	5	317
6	82	6	317
7	198	7	409
8	150	8	220
9	271	9	265

步驟 1 將數據輸入工作表中。

	A	B	C	D	E	F	G
1	女性 A	男性 B					
2	346	340		A的樣本平均			B的標本平均
3	228	185		A的標本分散			B的標本分散
4	333	285					
5	150	205		共同變異數			
6	409	317					
7	82	317		t分配之值			
8	198	409					
9	150	220		信賴下限			信賴上限
10	271	265					

步驟 2　計算 2 組的樣本平均、樣本變異數。
　　　　　E2=AVERAGE(A2:A10)
　　　　　E3=VAR.S(A2:A10)
　　　　　H2=AVERAGE(B2:B10)
　　　　　H3=VAR.S(B2:B10)

	A	B	C	D	E	F	G	H
1	女性 A	男性 B						
2	346	340		A的樣本平均	240.8		B的樣平均	282.6
3	228	185		A的樣本變異數	11559.19		B的樣本變異數	5177.528
4	333	285						
5	150	205		共同變異數				
6	409	317						
7	82	317		t分配之值	8368.361			
8	198	409						
9	150	220		信賴下限			信賴上限	
10	271	265						
11								

步驟 3　計算共同變異數，自由度 (9+9-2) 的 t 分配之值。
　　　　　E5=((9-1)*E3+(9-1)*H3)/(9+9-2)
　　　　　E7=T.INV.2T(0.05,9+9-2)

	A	B	C	D	E	F	G	H
1	女性 A	男性 B						
2	346	340		A的樣本平均	240.8		B的樣平均	282.6
3	228	185		A的樣本變異數	11559.19		B的樣本變異數	5177.528
4	333	285						
5	150	205		共同變異數	8368.361			
6	409	317						
7	82	317		t分配之值	2.120			
8	198	409						
9	150	220		信賴下限			信賴上限	
10	271	265						
11								

步驟 4　計算信賴上限與信賴下限。

E9=E2-H2-E7*((1/9+1/9)*E5)^0.5

H9=E2-H2+E7*((1/9+1/9)*E5)^0.5

	A	B	C	D	E	F	G	H
1	女性 A	男性 B						
2	346	340		A的樣本平均	240.8		B的樣平均	282.6
3	228	185		A的樣本變異數	11559.19		B的樣本變異數	5177.528
4	333	285						
5	150	205		共同變異數	8368.361			
6	409	317						
7	82	317		t分配之值	2.120			
8	198	409						
9	150	220		信賴下限	-133.2		信賴上限	49.640
10	271	265						

■ 公式一覽表

兩個母體比率差的信賴係數 95% 的區間估計有以下公式：

(1) 信賴下限 $= P_A - P_B - z(0.025) \times \sqrt{\dfrac{P_A \times (1 - P_A)}{N_A} + \dfrac{P_B \times (1 - P_B)}{N_B}}$

(2) 信賴上限 $= P_A - P_B + z(0.025) \times \sqrt{\dfrac{P_A \times (1 - P_A)}{N_A} + \dfrac{P_B \times (1 - P_B)}{N_B}}$

兩個母體平均的信賴係數 95% 的區間估計有以下公式：

(1) 信賴下限 $= \bar{x}_A - \bar{x}_B - z(0.025) \times \sqrt{\dfrac{(N_A - 1) \times s_A^2}{N_A^2} + \dfrac{(N_B - 1) \times s_B^2}{N_B^2}}$

(2) 信賴上限 $= \bar{x}_A - \bar{x}_B + z(0.025) \times \sqrt{\dfrac{(N_A - 1) \times s_A^2}{N_A^2} + \dfrac{(N_B - 1) \times s_B^2}{N_B^2}}$

第 10 章
平均數與比率差的檢定求法

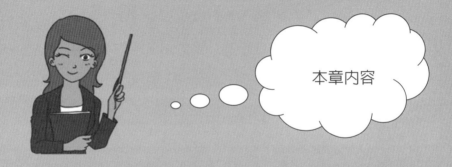

本章內容

10.1 兩個母平均之差的檢定

所謂假設的檢定是從數據的資訊對母體的假設進行檢定。

■ 兩個母平均差檢定的步驟

兩個母平均之差的檢定即為如下：

步驟 1　建立假設與對立假設。
　　　　假設　　　$H_0：\mu_A = \mu_B$
　　　　對立假設 $H：\mu_A \neq \mu_B$

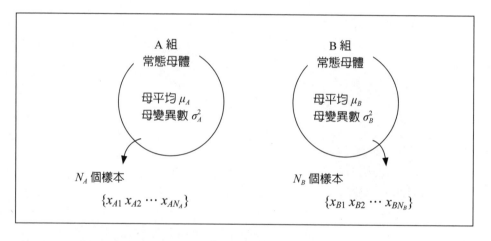

步驟 2　計算 2 組的樣本平均與樣本變異數。
　　　　組 A 的樣本平均 $\overline{x_A}$ 與樣本變異數 s_A^2。
　　　　組 B 的樣本平均 $\overline{x_B}$ 與樣本變異數 s_B^2。

步驟 3　使用共同變異數計算檢定統計量。

$$共同變異數\ s^2 = \frac{(N_A - 1) \times s_A^2 + (N_B - 1) \times s_B^2}{N_A + N_B - 2}$$

$$檢定統計量\ T = \boxed{\frac{\overline{x}_A - \overline{x}_B}{\sqrt{\left(\dfrac{1}{N_A} + \dfrac{1}{N_B}\right) \times s^2}}}$$

步驟 4　使用自由度 $(N_A + N_B - 2)$ 的 t 分配，求單邊顯著機率。

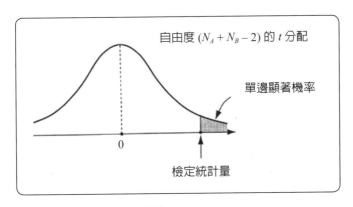

自由度 $(N_A + N_B - 2)$ 的 t 分配

單邊顯著機率

0

檢定統計量

圖 10.1.1

步驟 5　比較雙邊顯著機率與顯著水準。
　　　　雙邊顯著機率 ≤ 顯著水準 0.05
　　　　此時，顯著水準 5% 下否定虛無假設。

■ 2 個母平均差的檢定

以下的數據是針對女性組與男性組糖尿病患者測量血糖的結果。
檢定 2 組之間血糖值的平均是否有差異。

表 10.1.1

病歷 No	女性
1	186
2	128
3	145
4	155
5	145
6	145
7	144
8	235

病歷 No	男性
1	234
2	174
3	196
4	169
5	209
6	222
7	232
8	211

步驟 1　建立假設與對立假設。
　　　　假設 H_0：2 個組的血糖值無差異
　　　　對立假設 H：2 個組的血糖值有差異

步驟 2　計算 2 組血糖的樣本平均與樣本變異數。

女性組 $\begin{cases} 樣本平均 \quad \cdots\cdots \bar{x}_1 = 160.375 \\ 樣本變異數 \cdots\cdots s_1^2 = 1182.839 \end{cases}$

男性組 $\begin{cases} 樣本平均 \quad \cdots\cdots \bar{x}_2 = 205.875 \\ 樣本變異數 \cdots\cdots s_2^2 = 606.125 \end{cases}$

步驟 3　使用共同變異數 s^2 計算檢定統計量。

共同變異數 $s^2 = \dfrac{(8-1) \times 1182.839 + (8-1) \times 606.125}{8+8-2}$

$= 894.482$

檢定統計量 $T = \dfrac{160.375 - 205.875}{\left(\dfrac{1}{8} + \dfrac{1}{8}\right) \times 894.482}$

$= -3.043$

➡ $|3.043|$

步驟 4　使用自由度 (8+8-2) 的 t 分配，求單邊顯著機率。

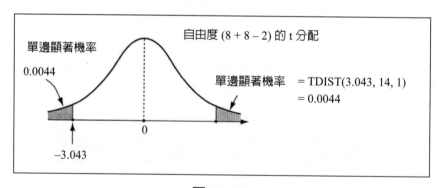

圖 10.1.2

步驟 5　雙邊顯著機率 0.0088 ≤ 顯著水準 0.05
因之，在顯著水準 5% 下否定假設。
因此，女性組與男性組的血糖值是有差異的。

■ Excel 兩個母平均差的檢定求法

步驟 1　將數據輸入工作表中。

	A	B	C	D	E
1	女性 A	男性 B			
2	186	234			
3	128	174			
4	145	196			
5	155	169			
6	145	209			
7	145	222			
8	144	232			
9	235	211			

步驟 2　從資料清單中選擇 [資料分析]。

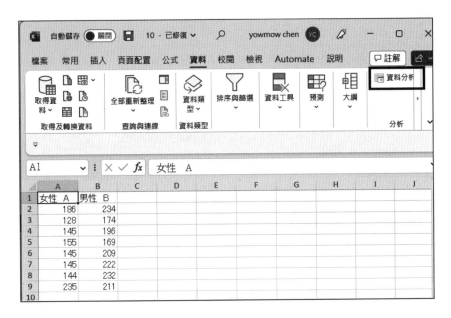

步驟 3　變成以下畫面後，點選 [t 檢定 : 兩個母體平均數差的檢定，假設變異數相等]。

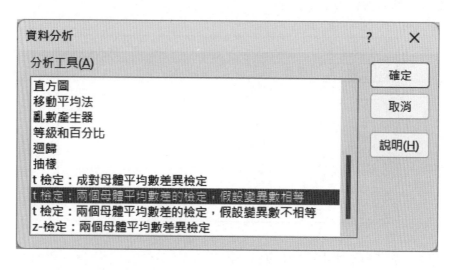

步驟 4　如下輸入後按 [確定]。

步驟 5　如下求出檢定統計量 t 值與雙邊顯著機率。

	A	B	C	D	E	F
1	t檢定：兩個母體平均數差的檢定，假設變異數相等					
2						
3		*變數1*	*變數2*			
4	平均數	160.375	205.875			
5	變異數	1182.839	606.125			
6	觀察值個數	8	8			
7	Pooled 變異	894.4821				
8	假設的均差	0				
9	自由度	14				
10	t 統計	-3.04267				
11	P(T<=t) 單尾	0.004388				
12	臨界值：單尾	1.76131				
13	P(T<=t) 雙尾	0.008776				
14	臨界值：雙尾	2.144787				

步驟 6　比較雙邊顯著機率與顯著水準。
　　　　　雙邊顯著機率 0.009 ＜ 顯著水準 0.05
　　　　　因之，在顯著水準 5% 下否定假設 H_0。

10.2 有對應兩個母平均差的檢定

■ 有對應兩個母平均差的檢定的體系

有對應兩個母平均差的檢定即為如下。

步驟 1　建立假設與對立假設。
假設 $H_0 : \mu_A - \mu_B = \mathrm{d}$
對立假設 $H_1 : \mu_A - \mu_B > d$

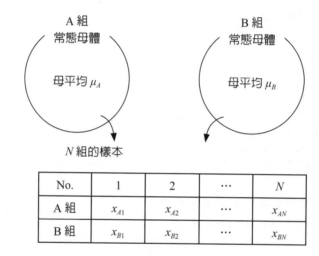

A 組
常態母體

母平均 μ_A

B 組
常態母體

母平均 μ_B

N 組的樣本

No.	1	2	$\cdots$	N
A 組	x_{A1}	x_{A2}	$\cdots$	x_{AN}
B 組	x_{B1}	x_{B2}	$\cdots$	x_{BN}

步驟 2　計算數據之差的樣本平均、樣本變異數。

No.	A	B	差	差的平方
1	x_{A1}	x_{B1}	$x_{A1} - x_{B1}$	$(x_{A1} - x_{B1})^2$
2	x_{A2}	x_{B2}	$x_{A2} - x_{B2}$	$(x_{A2} - x_{B2})^2$
$\vdots$	$\vdots$	$\vdots$	$\vdots$	$\vdots$
N	x_{AN}	x_{BN}	$x_{AN} - x_{BN}$	$(x_{AN} - x_{BN})^2$
合計			$\sum (x_{Ai} - x_{Bi})$	$\sum (x_{Ai} - x_{Bi})^2$

差的合計　　差平方的合計

樣本平均 $\bar{x} = \dfrac{\sum (x_{Ai} - x_{Bi})}{N}$

樣本變異數 $s^2 = \dfrac{\sum (x_{Ai} - x_{Bi})^2}{N \times (N-1)}$

步驟 3

檢定統計量 $T = \dfrac{\bar{x} - d}{\sqrt{\dfrac{s^2}{N}}}$

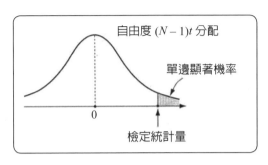

圖 10.2.1

步驟 4　求自由度 (N-1) 的 t 分配的單邊顯著機率。
步驟 5　比較單邊顯著機率與顯著水準。
　　　　　單邊顯著機率 < 顯著水準 0.05
　　　　　在顯著水準 5% 下否定假設。
　　　　　反之，在顯著水準 5% 下接受假設。

■ 有對應兩個母平均差的檢定

以下的數據是健康的人進行的結果。
於用藥前、30 分後、60 分後、90 分後、120 分後測量的血糖值。

表 10.2.1　葡萄糖負荷試驗中血糖的變化

受試者 No.	用藥前	30 分後	60 分後	90 分後	120 分後
1	84	132	145	106	80
2	96	151	168	124	63
3	75	143	184	117	87
4	110	169	176	113	100
5	82	156	182	101	96
6	105	145	159	98	72

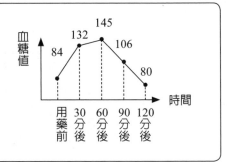

此種有對應的數據稱為
重複測量。

步驟 1 建立假設與對立假設。

假設 H_0：用藥前與 30 分後血糖值之差是 40

對立假設 H_1：用藥前與 30 分後血糖值之差是 40 以上

步驟 2 計算數據之差的樣本平均與樣本變異數。

No.	30 分後	用藥前	差	差的平方
1	132	84	48	2304
2	151	96	55	3025
3	143	75	68	4624
4	169	110	59	3481
5	156	82	74	5476
6	145	105	40	1600
合計	896	552	344	20510

樣本平均 $\bar{x} = \dfrac{344}{6} = 57.333$

樣本變異數 $s^2 = \dfrac{20510}{6 \times (6-1)} = 683.667$

步驟 3 計算檢定統計量。

檢定統計量 $T = \dfrac{57.333 - 40}{\sqrt{\dfrac{683.667}{6}}} = 1.6237$

步驟 4 求自由度 (6-1) 的 t 分配的單邊顯著機率。

單邊顯著機率 = 0.010

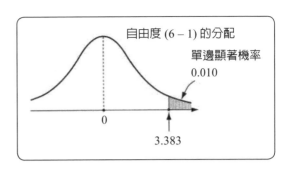

自由度 (6－1) 的分配

單邊顯著機率
0.010

0

3.383

步驟 5　比較單邊顯著機率與顯著水準。
單邊顯著機率 0.010 ≤ 顯著機率 0.05
在顯著水準 5% 下否定假設。

■ Excel 成對兩個母體平均差檢定的求法

步驟 1　將數據輸入工作表中。

	A	B	C	D	E
1	受試者No	30分後	用藥前		
2	1	132	84		
3	2	151	96		
4	3	143	75		
5	4	169	110		
6	5	156	82		
7	6	145	105		
8	合計	896	552		
9					

步驟 2　從 [資料] 清單中選擇 [資料分析]。

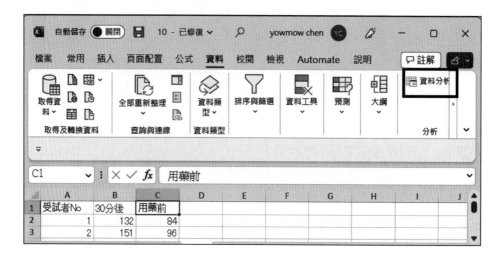

步驟 3　變成以下畫面時，選擇 [t 檢定：成對母體平均數差異檢定]。

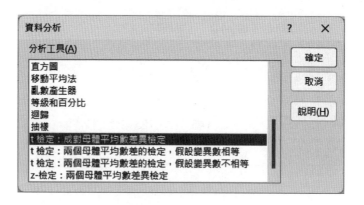

步驟 4 如下輸入後按 [確定]。

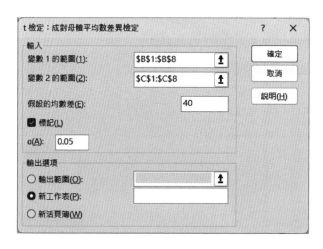

步驟 5 如下輸出檢定統計量及單邊顯著機率。

	A	B	C	D	E
1	t檢定：成對母體平均數差異檢定				
2					
3		*30分後*	*用藥前*		
4	平均數	149.3333	92		
5	變異數	158.6667	192.4		
6	觀察值個數	6	6		
7	皮耳森相關	0.554026			
8	假設的均數差	40			
9	自由度	5			
10	t 統計	3.383478			
11	P(T<=t) 單尾	0.0098			
12	臨界值：單尾	2.015048			
13	P(T<=t) 雙尾	0.0196			
14	臨界值：雙尾	2.570582			

步驟 6 比較單邊顯著機率與顯著水準。
單邊顯著機率 0.010 < 顯著機率 0.05
在顯著水準 5% 下否定假設。

10.3 兩個母體比率差的檢定

■ 簡明的兩個母體比率差的檢定架構

步驟 1 建立假設與對立假設。

假設 $H_0 : p_A \neq p_B$

對立假設 $H_1 : p_A = p_B$

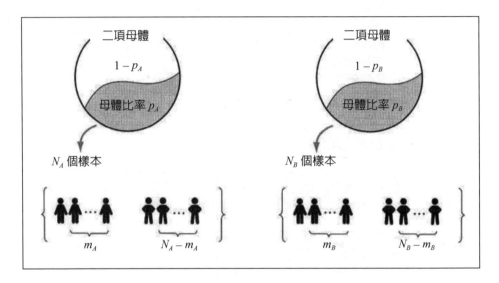

步驟 2 計算 2 組樣本比率。

A 組 $= \dfrac{m_A}{N_A}$

B 組 $= \dfrac{m_B}{N_B}$

步驟 3 計算共同比率 p^*。

共同比率 $p^* = \dfrac{m_A + m_B}{N_A + N_B}$

步驟 4 計算檢定統計量。

檢定統計量 $T = \dfrac{\dfrac{m_A}{N_A} - \dfrac{m_B}{N_B}}{\sqrt{\left(\dfrac{1}{N_A} + \dfrac{1}{N_B}\right) \times p^* \times (1 - p^*)}}$

步驟 5　使用標準常態分配，求單邊顯著機率。
　　　　雙邊顯著機率 = 2× 單邊顯著機率

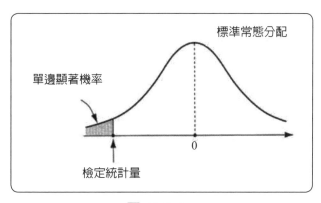

圖 10.3.1

步驟 6　比較單邊顯著機率與顯著水準。
　　　　單邊顯著機率 0.010 < 顯著機率 0.05
　　　　在顯著水準 5% 下否定假設。

■ 兩個母體比率差的檢定

以下的數據是從事運動的一組與不從事運動的一組測量總膽固醇的結果。
在 2 組中總膽固醇高的人之比率是否有差異？

表 10.3.1　**運動與膽固醇值**

	膽固醇高	膽固醇正常	合計
從事運動	16	84	100
不從事運動	35	65	100

步驟 1　建立假設與對立假設。
　　　　假設 H_0：2 組的母體比率無差異
　　　　對立假設 H_1：2 組的母體比率有差異
步驟 2　計算 2 組的樣本比率。
　　　　A 組的樣本比率 = $\dfrac{16}{100}$

　　　　B 組的樣本比率 = $\dfrac{35}{100}$

步驟 3 計算共同比率 p^*。

$$p^* = \frac{16+35}{100+100} = 0.255$$

步驟 4 計算檢定統計量。

$$檢定統計量\ T = \frac{\dfrac{16}{100} - \dfrac{35}{100}}{\sqrt{\left(\dfrac{1}{100} + \dfrac{1}{100}\right) \times 0.255 \times (1 - 0.255)}} = -3.082$$

步驟 5 使用標準常態分配，求單邊顯著機率。
雙邊顯著機率 $=2\times$ 單邊顯著機率

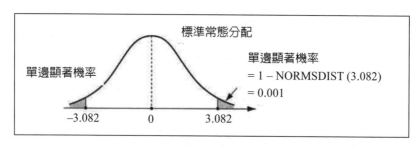

圖 10.3.2

步驟 6 雙邊顯著機率 $0.002 \leq$ 顯著水準 0.05
是故，在顯著水準 5% 下否定假設。
因此，得知 2 組之間的比率是有差異的。

■ Excel 兩個母體比率差的檢定求法

步驟 1 將數據輸入到工作表中。

	A	B	C	D	E
1		膽固醇值高	膽固醇值正常	合計	
2	從事運動 A	16	84	100	
3	不從事運動 B	35	65	100	
4					
5	A的樣本比率				
6	B的樣本比率				
7					
8	共同比率				
9					
10	檢定統計量		單邊顯著機率		
11			雙邊顯著機率		

步驟 2　計算 2 組的樣本比率及共同比率。

B5=B2/D2

B6=B3/D3

B8=(B2+B3)/(D2+D3)

	A	B	C	D	E
1		膽固醇值高	膽固醇值正常	合計	
2	從事運動 A	16	84	100	
3	不從事運動 B	35	65	100	
4					
5	A的樣本比率	0.160			
6	B的樣本比率	0.350			
7					
8	共同比率	=(B2+B3)/(D2+D3)			
9					
10	檢定統計量		單邊顯著機率		
11			雙邊顯著機率		
12					

步驟 3　計算檢定統計量。

B10=ABS(B5-B6)/((1/D2+1/D3)*B8*(1-B8))^0.5

	A	B	C	D
1		膽固醇值高	膽固醇值正常	合計
2	從事運動 A	16	84	100
3	不從事運動 B	35	65	100
4				
5	A的樣本比率	0.160		
6	B的樣本比率	0.350		
7				
8	共同比率	0.255		
9				
10	檢定統計量	3.082	單邊顯著機率	0.001
11			雙邊顯著機率	0.002
12				

步驟 4　比較單邊顯著機率與顯著水準

因為單邊顯著機率 0.002 < 顯著機率 0.05，
所以在顯著水準 5% 下否定假設。

■ 兩個母平均差的檢定

例題 10.1
以下數據是針對糖尿病患者的女性組與男性組測量膽固醇的結果。
使用 Excel 檢定女性與男性的總膽固醇值的母平均是否有差異。

表 10.3.2　女性與男性總膽固醇值

No	女性		No	男性
1	346		1	340
2	228		2	185
3	333		3	185
4	150		4	205
5	409		5	317
6	82		6	317
7	198		7	409
8	150		8	220
9	271		9	265

步驟 1　將數據輸入工作表中，建立假設與對立假設。
　　　　　假設 H_0：2 組的總膽固醇值無差異
　　　　　對立假設 H_1：2 組的總膽固醇值有差異

	A	B	C	D
1	女性 A	男性 B		
2	346	340		
3	228	185		
4	333	285		
5	150	205		
6	409	317		
7	82	317		
8	198	409		
9	150	220		
10	271	265		
11				

步驟 2　從 [資料] 清單中點選 [資料分析]。

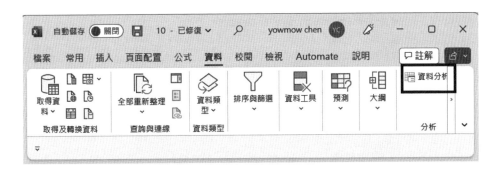

步驟 3　點選 [t 檢定 : 兩個母體平均差的檢定，假定變異數相等]，按 [確定]。

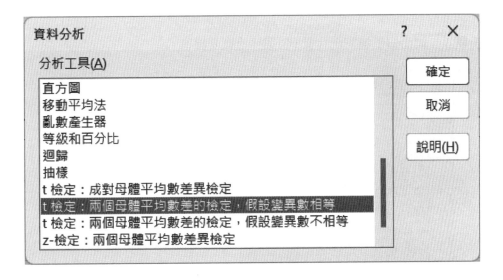

步驟 4 如下輸入後按 [確定]。

t 檢定：兩個母體平均數差的檢定，假設變異數相等	? ✕
輸入	
變數 1 的範圍(<u>1</u>):　　$A$2:$A$10　↕	確定
變數 2 的範圍(<u>2</u>):　　$B$2:$B$10　↕	取消
假設的均數差(<u>P</u>):	說明(<u>H</u>)
☐ 標記(<u>L</u>)	
α(<u>A</u>):　0.05	
輸出選項	
○ 輸出範圍(<u>O</u>):　　　　　　↕	
● 新工作表(<u>P</u>):	
○ 新活頁簿(<u>W</u>)	

步驟 5 輸出如下檢定統計量 t 值與雙邊顯著機率。

	A	B	C	D	E	F
1	t 檢定：兩個母體平均數差的檢定，假設變異數相等					
2						
3		變數 1	變數 2			
4	平均數	240.7778	282.5556			
5	變異數	11559.19	5177.528			
6	觀察值個	9	9			
7	Pooled 變	8368.361				
8	假設的均	0				
9	自由度	16				
10	t 統計	-0.96879				
11	P(T<=t) 單	0.173533				
12	臨界值：	1.745884				
13	P(T<=t) 雙	0.347066				
14	臨界值：	2.119905				
15						

■ 兩個母體比率差的檢定

例題 10.2

以下的數據是針對糖尿病女性患者 235 人，男性患者 150 人，追蹤 10 年的結果。引發神經障礙合併症的人數如下表。

使用 Excel 檢定女性與男性中引發神經障礙合併症的母體比率是否有差異？

表 10.3.3

	患有神經障礙的人	未患有神經障礙的人
女性	72	163
男性	52	98

步驟 1　將數據輸入工作表中。

	A	B	C	D	E
1		患有神經症的人	未患有神經症的人	合計	
2	女性　A	72	163	235	
3	男性　B	52	98	150	
4					
5	A的樣本比率	0.306			
6	B的樣本比率	0.347			
7					
8	共同比率	0.322			
9					
10	檢定統計量	0.825	單邊顯著機率	0.205	
11			雙邊顯著機率	0.409	
12					
13					

步驟 2 計算 2 組的樣本比率與共同比率。
B5=B2/D2
B6=B3/D3
B8=(B2+B3)/(D2+D3)

	A	B	C	D	E
1		患有神經症的人	未患有神經症的人	合計	
2	女性　A	72	163	235	
3	男性　B	52	98	150	
4					
5	A的樣本比率	0.306			
6	B的樣本比率	0.347			
7					
8	共同比率	=(B2+B3)/(D2+D3)			
9					
10	檢定統計量	0.825	單邊顯著機率	0.205	
11			雙邊顯著機率	0.409	
12					

步驟 3 計算檢定統計量。
B10=ABS(B2/D2-B3/D3)/(B8*(1-B8)*(1/D2+1/D3))^0.5

	A	B	C	D	E
1		患有神經症的人	未患有神經症的人	合計	
2	女性　A	72	163	235	
3	男性　B	52	98	150	
4					
5	A的樣本比率	0.306			
6	B的樣本比率	0.347			
7					
8	共同比率	0.322			
9					
10	檢定統計量	=ABS(B2/D2-B3/D3)/(B8*(1-B8)*(1/D2+1/D3))^0.5		0.205	
11		ABS(number)	雙邊顯著機率	0.409	
12					
13					

步驟 4 雙邊顯著機率 0.409 > 顯著機率 0.05
在顯著水準 5% 下否定假設。
因此，女性與男性中引發神經障礙的比率有差異。

第 11 章
單因子變異數分析的求法

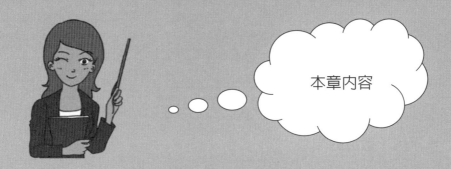

本章內容

11.1 變異數分析簡介

所謂變異數分析是 3 個以上組間之差的檢定，譬如：

```
┌─ 3 個組的變異數分析 ─────────────────────────────────┐
│                                                      │
│      $A_1$ 組              $A_2$ 組              $A_3$ 組      │
│     常態母體             常態母體             常態母體      │
│                                                      │
│    母平均 $\mu_1$         母平均 $\mu_2$         母平均 $\mu_3$  │
│                                                      │
│              $H_0 : \mu_1 = \mu_2 = \mu_3$                │
│                                                      │
└──────────────────────────────────────────────────────┘
```

換言之，所謂單因子變異數分析是
「注視 3 個母平均 μ_1, μ_2, μ_3 檢定 3 個組間是否有差異。」
平均值是代表組的值，因之：

3 個母平均之間有差異	=	3 個組間有差異

■ 單因子數據的類型

數據的類型如下：

表 11.1.1 　單因子的數據類型

No.	組 A_1	No.	組 A_2	No.	組 A_3
1	x_{11}	1	x_{21}	1	x_{31}
2	x_{12}	2	x_{22}	2	x_{32}
⋮	⋮	⋮	⋮	⋮	⋮
N_1	x_{1N_1}	N_2	x_{2N_2}	N_3	x_{3N_3}

此數據的類型稱爲單因子類型或稱一元配置類型。
變異數分析是將：
(1) 組稱爲水準
(2) 組的種類稱爲因子

因子 ➡	組的種類
水準 1 ➡	組 A_1
水準 2 ➡	組 A_2
水準 3 ➡	組 A_3

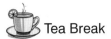

Tea Break

調查哪一組與哪一組之間有差異時，要進行多重比較。此有 Tukey 法與 Bonferroni 修正。

■ 雙因子數據的類型

　　當因子有 2 個時，數據的類型會稍微複雜些。以下是數據數相等，亦即重複數相等的情形。

表 11.1.2　雙因子數據的類型

因子 B \ 因子 A	因子 B 的 水準 1 組 B_1	因子 B 的 水準 2 組 B_2	......	因子 B 的 水準 b 組 B_b
因子 A 的 水準 1 ➡　組 A_1	x_{111} x_{112} $\vdots$ x_{11N}	x_{121} x_{122} $\vdots$ x_{12N}	......	x_{1b1} x_{1b2} $\vdots$ x_{1bN}
因子 A 的 水準 2 ➡　組 A_2	x_{211} x_{212} $\vdots$ x_{21N}	x_{221} x_{222} $\vdots$ x_{22N}	......	x_{2b1} x_{2b2} $\vdots$ x_{2bN}
$\vdots$	$\vdots$	$\vdots$	$\diagdown$	$\vdots$
因子 A 的 水準 a ➡　組 A_a	x_{a11} x_{a12} $\vdots$ x_{a1N}	x_{a21} x_{a22} $\vdots$ x_{a2N}	......	x_{ab1} x_{ab2} $\vdots$ x_{abN}

換言之，
單因子是因子有 1 個，
雙因子是因子有 2 個，
3 因子是因子有 3 個。
在雙因子變異數分析中，當 N = 1 時，稱爲無重複的雙因子變異數分析。
此處先觀察單因子變異數分析。
單因子變異數分析有以下 2 種類型。
(1) 組間無對應
(2) 組間有對應時稱爲重複測量。
具體例子如下。

■ 組間無對應例

以下數據是針對治療糖尿病所使用的 3 種口服藥，測量用藥前與 30 分後血糖值之差（用藥前 –30 分後）。

表 11.1.3　3 種治療糖尿病的口服藥

口服藥 A		口服藥 B		口服藥 C	
No.	血糖值差	No.	血糖值差	No.	血糖值差
1	110	1	124	1	84
2	65	2	89	2	59
3	78	3	81	3	62
4	83	4	103	4	41
5	27	5	139	5	129
6	132	6	155	6	124
7	141	7	87	7	87
8	109	8	154	8	99
9	86	9	116	9	59
10	87	10	94	10	56
11	66	11	137	11	134
12	78	12	81	12	82
13	81	13	76	13	67
14	95	14	89	14	68
15	92	15	114	15	77

此數據的情形是想知道：
「3 種口服藥 A,B,C，用藥後的效果是否有差異？」

亦即,不管服用哪種藥,用藥後的效果是否相同呢?

■ 組間有對應例 —— 重複測量

以下數據是對健康的人進行葡萄糖負荷試驗的結果。
在用藥前、30 分後、60 分後、90 分後、120 分後測量的血糖值。

表 11.1.4 在葡萄糖負荷試驗中血糖值的變化

被驗者 No.	用藥前	30 分後	60 分後	90 分後	120 分後
1	84	132	145	106	80
2	96	151	168	124	63
3	75	143	184	117	87
4	110	169	176	113	100
5	82	156	182	101	96
6	105	145	159	98	72

此種有對應的數據稱為
重複測量。

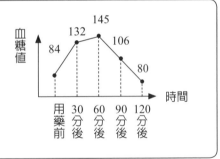

此數據的情形想知道的事情是:
(1) 隨著時間的經過,血糖值是如何發生變化?
(2) 與用藥前相比,幾分後的血糖值會升高?
(3) 幾分後血糖值會恢復成原來之值呢?

11.2 單因子變異數分析──無對應因子的情形

使用以下數據試考察單因子變異數分析。

表 11.2.1　在 3 種口服藥中血糖值的變化

組	用藥前與 30 分後的血糖值差								組的平均	全平均
藥 A	110	65	78	83	27	132	141	109	88.67	
	86	87	66	78	81	95	92			
藥 B	124	89	81	103	139	155	87	154	109.27	93.27
	116	94	137	81	76	89	114			
藥 C	84	59	62	41	729	124	87	99	81.87	
	59	56	134	82	67	68	77			

想知道的事情是：

「3 組 A,B,C 之間是否有差異？」

即為如下：

3 種口服藥 A,B,C 的血糖值是相同的

為了檢定假設 H_0，試著調查組間變動 S_A。

組間的變動愈大，亦謂 3 組間有差異。

■ 組間變動

組間變動 S_A 即為如下：

「組的平均與總平均之差的平方和」。

$$S_A = 15 \times (88.67 - 93.27)^2 + 15 \times (109.27 - 93.27)^2 + 15 \times (81.87 - 93.27)^2$$
$$= 6106.8$$

當 3 組之間有差異時，此組間變動會變大。

那麼，此組間變動 $S_A = 6106.8$ 是大值或小值呢？無法判斷。

因此，為了比較組間變動的大小，也試著調查組內變動與總變動。

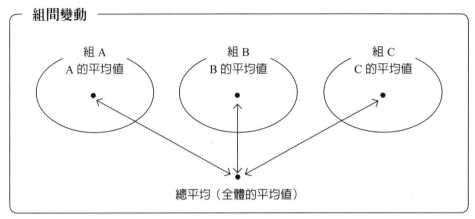

圖 11.2.1　組間變動

■ 組內變動

組內變動 S_E 是
「各組內的數據與平均值之差。」
亦即，

$$
\begin{aligned}
S_E =\ & (110 - 88.67)^2 + (65 - 88.67)^2 + \cdots + (95 - 88.67)^2 + (92 - 88.67)^2 \\
& + (124 - 109.27)^2 + (89 - 109.27)^2 + \cdots + (89 - 109.27)^2 + (114 - 109.27)^2 \\
& + (84 - 81.87)^2 + (59 - 81.87)^2 + \cdots + (68 - 81.87)^2 + (77 - 81.87)^2 \\
=\ & 32322.0
\end{aligned}
$$

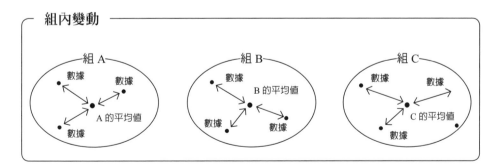

圖 11.2.2　組內變動

■ 總變動

總變動 S_T 是指
「數距與總平均之差」亦即，

$$S_T = (110 - 93.27)^2 + (65 - 93.27)^2 + \cdots + (95 - 93.27)^2 + (92 - 93.27)^2$$
$$+ (124 - 93.27)^2 + (89 - 93.27)^2 + \cdots + (89 - 93.27)^2 + (114 - 93.27)^2$$
$$+ (84 - 93.27)^2 + (59 - 93.27)^2 + \cdots + (68 - 93.27)^2 + (77 - 93.27)^2$$
$$= 38428.8$$

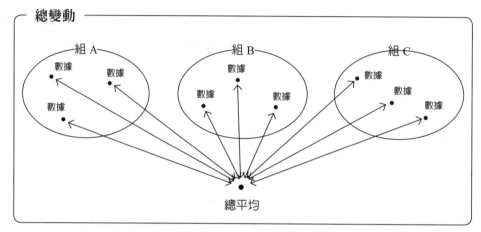

圖 11.2.3 總變動

如仔細觀察時，3 個變動之間有以下的等式關係：

$$\underset{38428.8}{總變動} = \underset{6106.8}{組間變動} + \underset{32322.0}{組內變動}$$

■ 變異數分析的檢定統計量 F 值

因此，當：
「組間變動比組內變動大時」，可以認為
「組間有差異。」
但是，

$$\frac{組間變動}{組內變動} = \frac{6106.8}{32328.0}$$

並非檢定統計量。
單因子變異數分析的檢定統計量是利用下表求出：

表 11.2.2　單因子變異數分析

變動	平方和	自由度	平均平方	F 值
組間變動	6106.8	2	3053.4	3.968
組內變動	32322.0	42	769.571	
總變動	38428.8	44		

■ 檢定統計量 F 值是否落入否定域

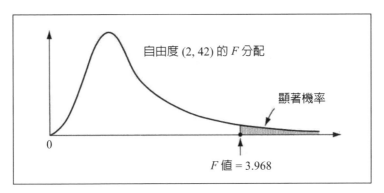

圖 11.2.4　檢定統計量與顯著機率

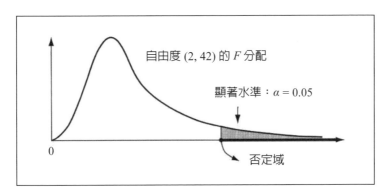

圖 11.2.5　顯著水準與否定域

■ 顯著機率比顯著水準小嗎？

如使用顯著機率（面積）來觀察時，就更簡單了。

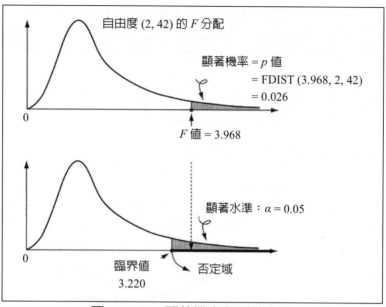

圖 11.2.6　顯著機率與顯著水準

如比較顯著機率與顯著水準時，因
顯著機率 0.026 < 顯著水準 0.05
因之，在顯著水準 5% 下否定假設 H_0。
當然，即使比較
F 值 3.968 ≥ 否定域 F(2, 42, 0.05) = 3.220
也是在顯著水準 5% 下否定假設 H_0。
由以上知，
3 種口服藥 A,B,C 的效果是有差異的。

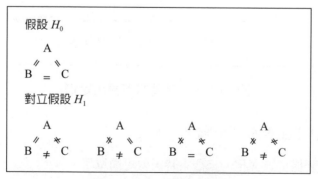

圖 11.2.7　對立假設

■ Excel 單因子變異數分析的求法

步驟 1　將數據數入到工作表中。

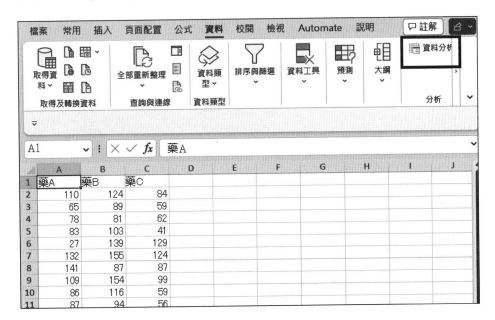

步驟 2　從 [資料] 清單中選擇 [資料分析]。

步驟 3 出現如下畫面後，選擇 [單因子變異數分析]。

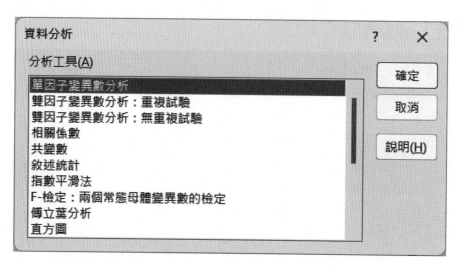

步驟 4 出現如下畫面，在輸入範圍中輸入
A1:C16
按 [確定]。

步驟 5　得出如下單因子變異數分析的結果。

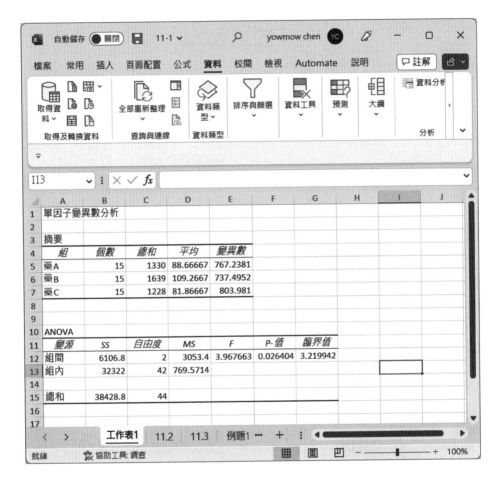

步驟 6　顯著機率 0.026 < 顯著水準 0.05
因之，在顯著水準 5% 下否定假設 H_0。
因此，3 組之間可知有差異。

　利用 Excel 計算、觀測的變異數比與 P 值、F 臨界值顯示如下：

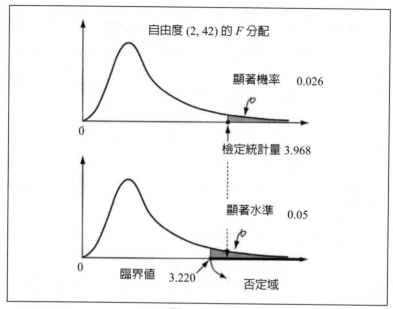

圖 11.2.8

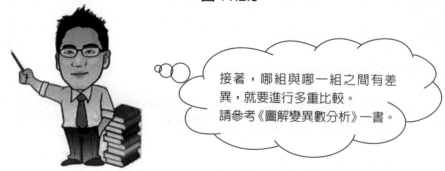

接著，哪組與哪一組之間有差異，就要進行多重比較。
請參考《圖解變異數分析》一書。

11.3 單因子變異數分析 ── 有對應因子的情形

　　使用以下數據，考察有對應的單因子變異數分析。此種有對應的數據稱爲重複測量。

表 11.3.1　葡萄糖負荷試驗中血糖值的變化

受試者 No.	用藥前	30 分後	60 分後	90 分後	120 分後
1	84	132	145	106	80
2	96	151	168	124	63
3	75	143	184	117	87
4	110	169	176	113	100
5	82	156	182	101	96
6	105	145	159	98	72

　　此數據如下觀察時，是由 2 因子所構成。

表 11.3.2

因子A ＼ 因子B	B_1 組	B_2 組	B_3 組	B_4 組	B_5 組
A_1 組	84	132	145	106	80
A_2 組	96	151	168	124	63
A_3 組	75	143	184	117	87
A_4 組	110	169	176	113	100
A_5 組	82	156	182	101	96
A_6 組	105	145	159	98	72

■ 需要注意！

　　變異數分析的基本是數據的變動。
　　有對應的數據時，對於受試者的組間變動並不感興趣。
　　此處想要知道的是對於時間的組間變動。
　　因此，首先要製作如下的雙因子變異數分析。

表 11.3.3　無重複的雙因子變異數分析

變動	平方和	自由度	平均平方	F 值
受試者的組間變動				
時間的組間變動				此處
組內變動				
總變動				

注意此處

進行有對應的單因子變異數分析時，只要注意「時間的組間變動的 F 值」。

使用 Excel 的分析工具，可讓此無重複雙因子變異數分析完成。

■ 利用 Excel 無重複雙因子變異數分析的求法

步驟 1　將數據輸入到工作表中。

	A	B	C	D	E	F	G
1	受試者No	用藥前	30分後	60分後	90分後	120分後	
2	1	84	132	145	106	80	
3	2	96	151	168	124	63	
4	3	75	143	184	117	87	
5	4	110	169	176	113	100	
6	5	82	156	182	101	96	
7	6	105	145	159	98	72	
8							

步驟 2　從 [資料] 清單中選擇 [資料分析]。

步驟 3　出現如下畫面，選擇 [雙因子變異數分析 : 無重複試驗]。

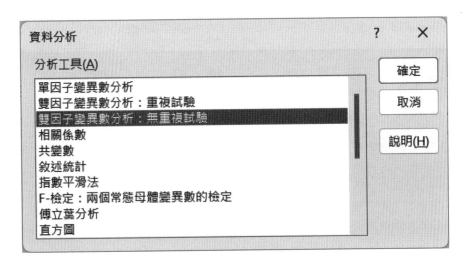

步驟 4　出現如下畫面，在 [輸入範圍] 中輸入
　　　　　A1:F7
　　　　　然後按 [確定]。

步驟 5 輸出如下無重複雙因子變異數分析表。

自動儲存 ●關閉 ☐ 11-1 ∨　　　　　　𝒫　　yowmow chen ⓎⒸ　𝄂　－　☐　✕

檔案　常用　插入　頁面配置　公式　資料　校閱　檢視　Automate　說明　　　♀註解　℃共用 ∨

取得資料∨　全部重新整理∨　資料類型　排序與篩選∨　資料工具∨　預測∨　大綱∨　　資料分析

取得及轉換資料　查詢與連線　資料類型　　　　　　　　　　　　　　　　　　　分析

H6　∨ ⋮ ✕ ✓ fx

	A	B	C	D	E	F	G	H	I	J	K
1	雙因子變異數分析：無重複試驗										
2											
3	摘要	個數	總和	平均	變異數						
4	1	5	547	109.4	824.8						
5	2	5	602	120.4	1776.3						
6	3	5	606	121.2	1935.2						
7	4	5	668	133.6	1290.3						
8	5	5	617	123.4	1865.8						
9	6	5	579	115.8	1267.7						
10											
11	用藥前	6	552	92	192.4						
12	30分後	6	896	149.3333	158.6667						
13	60分後	6	1014	169	224						
14	90分後	6	659	109.8333	98.96667						
15	120分後	6	498	83	200.8						
16											
17											
18	ANOVA										
19	變源	SS	自由度	MS	F	P-值	臨界值				
20	列	1628.567	5	325.7133	2.37262	0.076178	2.71089				
21	欄	33094.8	4	8273.7	60.26879	7.12E-11	2.866081				
22	錯誤	2745.6	20	137.28							
23											
24	總和	37468.97	29								
25											

< > 　工作表1　11.2　**工作表2**　11.3　ℓ ⋯ + ⋮

就緒　　✿ 協助工具：調查　　　　　　　　　　　　⊞ 圖 凹 － ＋ 100%

此分析結果雖然是無重複雙因子變異數分析表，事實上卻可用於有對應的單因子變異數分析。

利用 Excel 所計算出的 F 值與 P 值表示如下：

變動	平方和	自由度	平均平方	F 值	有意確率
受試者的組間變動					
時間的組間變動	33094.8	4	8273.7	60.269	7.12E-11
組內變動	2745.6	20	137.28		
總變動	37468.97	29			

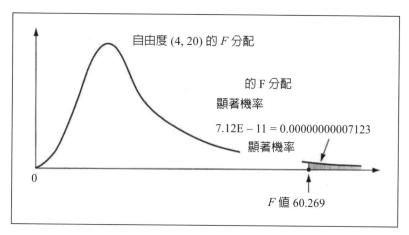

圖 11.3.1　F 值與顯著機率

■ 將無重複雙因子變異數分析利用在有對應的單因子變異數分析

步驟 1　建立假設 H_0 與對立假設 H_1
　　　　假設 H_0：血糖值不因時間的經過而改變
　　　　對立假設 H_1：血糖值因時間的經過而改變
步驟 2　從無重複雙因子變異數分析表求出檢定統計量與顯著機率。
　　　　(1) 檢定統計量
　　　　F 值 = 60.269
　　　　(2) 顯著機率
　　　　P 值 = 0.00000
　　　　將平均值表現呈圖形時即為如下：

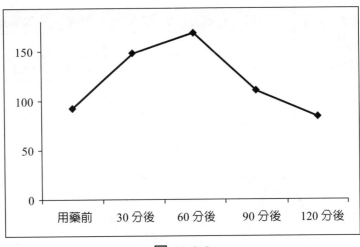

圖 11.3.2

步驟 3 比較顯著機率與顯著水準。

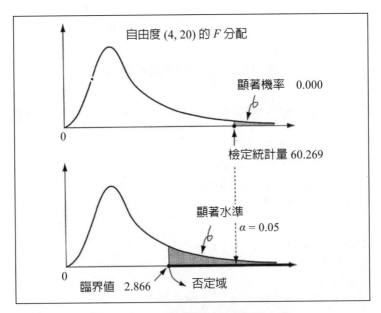

圖 11.3.3　**顯著機率與顯著水準**

顯著機率 0.000 < 顯著水準 0.05
在顯著水準 5% 下否定假設 H_0。
因此，可知血糖值隨時間的經過發生改變。
對於變化的樣子，不妨以圖形確認。

■ 單因子變異數分析

例題 11.1

以下的數據是針對糖尿病治療藥 A,B,C，分別給予用藥。A 組給予治療藥 A，B 組給予治療藥 B，C 組給予治療藥 A+ 治療藥 C，並測量血糖值的結果。

表 11.3.4　3 種糖尿病治療藥

No.	藥 A	No.	藥 B	No.	藥 A + 藥 C
1	110	1	124	1	104
2	65	2	89	2	147
3	78	3	81	3	163
4	83	4	103	4	101
5	27	5	139	5	115
6	132	6	155	6	179
7	141	7	87	7	157
8	109	8	154	8	152
9	86	9	116	9	124
10	87	10	94	10	139
11	66	11	137	11	167
12	78	12	81	12	119
13	81	13	76	13	97
14	95	14	89	14	116
15	92	15	114	15	94

步驟 1　建立假設與對立假設。

假設 H_0：3 組之間無差異

對立假設 H_1：3 組之間有差異

將數據輸入工作表中。

	A	B	C	D	E
1	藥A	藥B	藥A＋藥C		
2	110	124	104		
3	65	89	147		
4	78	81	163		
5	83	103	101		
6	27	139	115		
7	132	155	179		
8	141	87	157		
9	109	154	152		
10	86	116	124		
11	87	94	139		
12	66	137	167		
13	78	81	119		
14	81	76	97		
15	95	89	116		
16	92	114	94		

步驟 2 從 [資料] 清單中點選 [資料分析]。

步驟 3 出現分析工具畫面後，選擇 [單因子變異數分析]。

步驟 4 出現指定輸入範圍畫面，輸入 A1:C16，此時要勾選 [標籤] 然後按 [確定]。

步驟 5 如下得出結果。

	A	B	C	D	E	F	G	H
1	單因子變異數分析							
2								
3	摘要							
4	組	個數	總和	平均	變異數			
5	藥A	15	1330	88.66667	767.2381			
6	藥B	15	1639	109.2667	737.4952			
7	藥A＋藥C	15	1974	131.6	777.4			
8								
9								
10	ANOVA							
11	變源	SS	自由度	MS	F	P-值	臨界值	
12	組間	13832.04	2	6916.022	9.091523	0.000524	3.219942	
13	組內	31949.87	42	760.7111				
14								
15	總和	45781.91	44					
16								

步驟 6　比較
　　　　顯著機率 0.0005 < 顯著水準 0.05
　　　　在顯著水準 5% 下否定假設 H_0。
　　　　因此 3 組之間可知有差異。

■ 有對應的單因子變異數分析

例題 11.2

以下的數據是對糖尿病患者進行葡萄糖負荷試驗的結果。

使用 Excel 的分析工具，製作無重複雙因子變異數分析表。

表 11.3.5　對糖尿病患者進行葡萄糖負荷試驗

受試者 No.	用藥前	30 分後	60 分後	90 分後	120 分後
1	152	326	484	378	311
2	138	302	275	252	249
3	145	389	360	331	206
4	163	481	451	397	327
5	171	458	526	469	415

假設 H_0：從用藥前到 120 分後血糖值無變化
對立假設 H_1：從用藥前到 120 分後血糖值有變化

步驟 1　將數據輸入工作表中。

	A	B	C	D	E	F	G
1	受試者No.	用藥前	30分後	60分後	90分後	120分後	
2	1	152	326	484	378	311	
3	2	138	302	275	252	249	
4	3	145	389	360	331	206	
5	4	163	481	451	397	327	
6	5	171	458	526	469	415	
7							

步驟 2　從 [資料] 清單中點選 [資料分析]。

步驟 3 出現選擇分析工具的畫面時，選擇 [雙因子變異數分析 : 無重複試驗]。

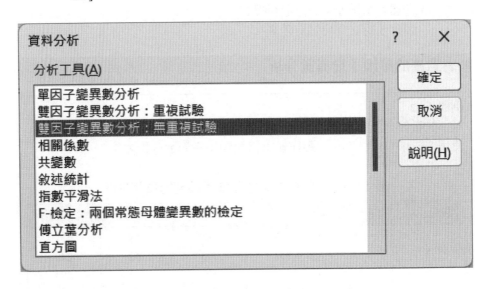

步驟 4 在指定輸入範圍的畫面，輸入
A1:F6
也不要忘了勾選 [標記]，然後按 [確定]。

將平均值以圖形表現時即為如下。

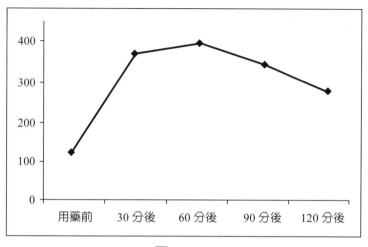

圖 11.3.4

步驟 5　如下輸出無重複雙因子變異數分析表。

	A	B	C	D	E	F	G	H
1	雙因子變異數分析：無重複試驗							
2								
3	摘要	個數	總和	平均	變異數			
4	1	5	1651	330.2	14520.2			
5	2	5	1216	243.2	3911.7			
6	3	5	1431	286.2	11097.7			
7	4	5	1819	363.8	16029.2			
8	5	5	2039	407.8	19090.7			
9								
10	用藥前	5	769	153.8	177.7			
11	30分後	5	1956	391.2	6184.7			
12	60分後	5	2096	419.2	10228.7			
13	90分後	5	1827	365.4	6483.3			
14	120分後	5	1508	301.6	6374.8			
15								
16								
17	ANOVA							
18	變源	SS	自由度	MS	F	P-值	臨界值	
19	列	82886.56	4	20721.64	9.497106	0.000394	3.006917	
20	欄	223687.8	4	55921.94	25.63005	8.74E-07	3.006917	
21	錯誤	34910.24	16	2181.89				
22								
23	總和	341484.6	24					
24								
25								

■ 補充說明

研究論文中常利用效應值。

效應值是 Effect size。

此 Effect size 也被譯為效果量，被視為「研究論文或報告書之際，要記入的統計量」。

談到研究論文中的統計處理，

◎統計的估計 ➡ 區間估計

◎統計的檢定 ➡ 假設的檢定

即為中心的話題。

然而，「樣本數變大，顯著機率會變小」有此傾向。

因此，「否定假設，數據數最好要大」。

對於此種統計檢定的性質來說，「研究成果不依賴數據數的評價基準」，效應值似乎有逐漸被利用的情形。

第 12 章
無母數統計分析求法

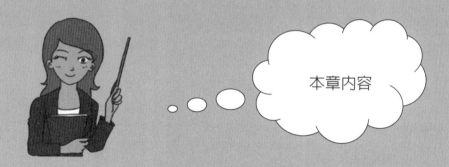

本章內容

12.1 Kruskal-Wallis 的等級檢定

■ 實驗數據的解析

例題 12-1

有一間製造、銷售個人電腦列印機的 Z 公司，爲了提高列印品質，開發出 4 種新的列印機色帶（A_1, A_2, A_3, A_4）。爲了調整此 4 種色帶間的列印品質是否有差異，決定進行實驗。

實驗中所列的因子，是色帶的種類（當作因子 A），水準數是 4。以各自的色帶列印 5 張相同的文字，並評價列印的美觀性。具體言之，如下進行評價。

首先，使用以前的色帶列印。此時把列印的成果當作 5，將此當作標準。對此標準如下設定等級：

無法比擬的優良	10
非常優良	9
優良	8
略爲優良	7
很難說優良	6
與標準同	5
很難說不良	4
略爲不良	3
不良	2
非常不良	1
無法比擬的不良	0

3 位評價者以商討的方式設定分數，實驗的結果如下。

試解析此數據。

表 12.1.1　數據表

A_1	5	4	5	3	6
A_2	8	7	7	9	8
A_3	6	5	4	6	7
A_4	5	4	2	6	3

■ 無母數的檢定

　　無母數統計學（英語：Nonparametric statistics），或稱無參數統計學、無母數統計分析，是統計學的一個分支，適用於總體分布情況未明、小樣本、母體分布不為常態也不易轉換為常態。特點在於儘量減少或不修改其建立之模型，較具穩健特性；在樣本數不大時，計算過程較簡單。

　　本例題的數據是以 10 分為滿分，並使用人的直覺所評價的數據。

　　但是，前面所敘述的變異數分析，是以如下事項為前提：

(1) 各水準（同一條）的數據的變異是相等的（等變異性）

(2) 各水準的數據服從常態分配（常態性）

　　此兩個前提在似乎未成立的狀況下，如應用未假定分配型稱為無母數法的解析法是比較說得過去的。

　　以無母數法來說，提出有許多的解析手法，如解析本例題的單因子實驗的數據時，Kruskal-Wallis 的等級檢定是合適的。

　　而且，此例題的水準數是 4，若水準數是 2 時，則適用稱為 Wilcoxon 等級和檢定的手法。

　　Wilcoxon 的等級和檢定，擬於第 5 節討論。

■ Kruskal-Wallis 的等級檢定

　　Kruskal-Wallis 的等級檢定，以如下的步驟進行。

(1) 把所有的數據數當作 N，水準數當作 k。

(2) 將所有水準的數據數合在一起，從小的一方依序設定等級。

(3) 將等級想成數據。

(4) 求各水準的等級之合計（第 i 水準的數據當作 n_i，合計者為 R_i）。

(5) 如下計算所表示的統計量：

$$H = \frac{12}{N(N+1)} \sum_{i=1}^{k} \frac{R_i^2}{n_i} - 3(N+1)。$$

(6) 利用統計量 H 服從自由度 1 的 χ^2 分配再計算 P 值。

　　另外，有同等級時，要分配平均等級。此時，計算修正係數 C，有需要修正上記的 H。

　　將同等級數據的組數當作 g，第 j 組所含的數據當作 t_j 時，則：

$$C = 1 - \sum_{j=1}^{g} t_j(t_j^2 - 1) / N(N^2 - 1)$$

而修正後的 H（表示成 H'），則是 $H' = H/C$

■ 檢定的結果

檢定結果如下：
$H = 12.0314$
$H' = 12.3091$
P 值 = 0.0064
P 值 < 0.05，因之因子 A 是顯著的。

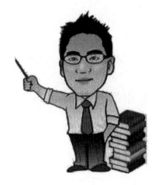

Mann-Whitney U 檢定，是所有兩個獨立樣本檢定中最常用的方法。它相當於兩個組別的 Wilcoxon 等級和檢定，以及 Kruskal-Wallis 等級檢定。Wilcoxon 等級和檢定用於檢定兩母群體統計量（中位數）差異，但不需母體為常態分布及變異數相同之假設前提。

■ 利用 EXCEL 的數據解析

步驟 1　數據的輸入。

	A	B	C	D	E	F	G	H	I	J	K
		A1	▼	_fx_	A						
	A	B	C	D	E	F	G	H	I	J	K
1	A	數據									
2	1	5									
3	1	4									
4	1	5									
5	1	3									
6	1	6									
7	2	8									
8	2	7									
9	2	7									
10	2	9									
11	2	8									
12	3	6									
13	3	5									
14	3	4									
15	3	6									
16	3	7									
17	4	5									
18	4	4									
19	4	2									
20	4	6									
21	4	3									

步驟 2　等級的計算

	A	B	C	D	E	F	G	H	I	J	K
		A1	▼	_fx_	A						
	A	B	C	D	E	F	G	H	I	J	K
1	A	數據	順位								
2	1	5	7								
3	1	4	4								
4	1	5	7								
5	1	3	2								
6	1	6	11								
7	2	8	18								
8	2	7	15								
9	2	7	15								
10	2	9	20								
11	2	8	18								
12	3	6	11								
13	3	5	7								
14	3	4	4								
15	3	6	11								
16	3	7	15								
17	4	5	7								
18	4	4	4								
19	4	2	1								
20	4	6	11								
21	4	3	2								

〔儲存格內容〕

C2=RANK(B2,B:B,1) (將 C2 從 C3 複製至 C21)

步驟 3 等級值的計算

將同等級換成平均等級。

	A	B	C	D	E	F	G	H	I	J	K
	A1	▼	fx	A							
	A	B	C	D	E	F	G	H	I	J	K
1	A	數據	順位	順位值							
2	1	5	7	8.5							
3	1	4	4	5							
4	1	5	7	8.5							
5	1	3	2	2.5							
6	1	6	11	12.5							
7	2	8	18	18.5							
8	2	7	15	16							
9	2	7	15	16							
10	2	9	20	20							
11	2	8	18	18.5							
12	3	6	11	12.5							
13	3	5	7	8.5							
14	3	4	4	5							
15	3	6	11	12.5							
16	3	7	15	16							
17	4	5	7	8.5							
18	4	4	4	5							
19	4	2	1	1							
20	4	6	11	12.5							
21	4	3	2	2.5							

〔儲存格內容〕

D2=1F(COUNT(C:C,C2)=1,C2,((2*C2+COUNTIF(C:C,C2)-1)/2))(將 D2 從 D3 複製至 D21)

步驟 4　計算修正係數的準備。

	A	B	C	D	E	F	G	H	I	J	K
1	A	數據	順位	順位值	遞升	t	t(t2-1)				
2	1	5	7	8.5	1	0	0				
3	1	4	4	5	2.5	0	0				
4	1	5	7	8.5	2.5	2	6				
5	1	3	2	2.5	5	0	0				
6	1	6	11	12.5	5	0	0				
7	2	8	18	18.5	5	3	24				
8	2	7	15	16	8.5	0	0				
9	2	7	15	16	8.5	0	0				
10	2	9	20	20	8.5	0	0				
11	2	8	18	18.5	8.5	4	60				
12	3	6	11	12.5	12.5	0	0				
13	3	5	7	8.5	12.5	0	0				
14	3	4	4	5	12.5	0	0				
15	3	6	11	12.5	12.5	4	60				
16	3	7	15	16	16	0	0				
17	4	5	7	8.5	16	0	0				
18	4	4	4	5	16	3	24				
19	4	2	1	1	18.5	0	0				
20	4	6	11	12.5	18.5	2	6				
21	4	3	2	2.5	20	0	0				
22											

〔儲存格內容〕

E2=SMALL(D:D,ROWS(D$2:D2)) (將 E2 由 E3 複製至 E21)

F2=IF(E2=E1,IF(E2=E3,0,COUNTIF(E:E,E2)),0) (將 F2 由 F3 複製至 F21)

G2=F2*(F2 ^2-1) (將 G2 由 G3 複製至 G21)

步驟 5　計算 P 值。

	L	M	N	O	P	Q	R	S	T	U	V
1	水準數	N	修正係數								
2	4	20	0.9774								
3											
4	A	n	R	R*R/n	H值	檢定統計量	p值				
5	1	5	37.00	273.80	12.0314	12.3091	0.0064				
6	2	5	89.00	1584.20							
7	3	5	54.50	594.05							
8	4	5	29.50	174.05							
9											

〔儲存格內容〕

L2=4（水準數） M2=COUNT(B:B) N2=1-SUM(G:G)/(M2^ 3-M2)

M5=COUNTIF(A:A,L5) N5=SUMIF(A:A,L5,D:D) O5;=N5*N5/M5

(從 M5 複製至 O5, 從 M6 複製至 O8)

P5=12*SUM(O:O)/(M2*(M2+1))-3*(M2+1) Q5=P5/N2

R5=CHIDIST(Q5,L2-1)

12.2 Friedman 的等級檢定

1.實驗數據的解析

例題 12-2

有一間製造、銷售個人電腦列印機的 Z 公司，為了提高列印品質，開發出 4 種新的列印機色帶（A_1, A_2, A_3, A_4）。為了調整此 4 種色帶間的列印品質是否有差異，決定進行實驗。

實驗中所列的因子，是色帶的種類（當作因子 A），水準數是 4。以各自的色袋列印 5 張相同的文字，並評價列印的美觀性。具體言之，如下進行評價。

首先，使用以前的色帶列印。此時把列印的產出當作 5，將此當作標準。對此標準如下設定等級：

無法比擬的優良	10
非常優良	9
優良	8
略為優良	7
很難說優良	6
與標準同	5
很難說不良	4
略為不良	3
不良	2
非常不良	1
無法比擬的不良	0

5 位價值者（B_1, B_2, B_3, B_4, B_5）各自設定分數。

實驗的結果如下，試解析此實驗數據。

表 12.2.1　數據

	B_1	B_2	B_3	B_4	B_5
A_1	6	3	5	7	4
A_2	9	6	8	9	8
A_3	5	3	4	6	5
A_4	4	2	5	6	4

■ Friedman 的等級檢定

與例題 12-1 不同的地方是，5 位評價者分別評價 1 張，因此若單純地看成重複是不行的。當評價者的差異甚大時，它們就會變成誤差。像此種時候需把評價者想成集區因子，當作二元配量實驗的數據來解析。

一元配置實驗的數據以無母數法來解析，是使用 Kruskal-Wallis 的等級檢定，但是二元配置實驗的數據以無母數法來解析時，可以使用 Friedman 的等級檢定。

Friedman 的等級檢定，以如下的步驟進行：

(1)因子 A 的水準數當作 a，因子 B（等區因子）的水準數當作 b。

(2)因子 B 的各水準（等區）按數據由小而大的順序設定等級。

(3)將等級想成數據。

(4)求各水準的等級之合計。

　（第 i 水準的等級之合計當作 Ri）。

(5)如下計算計量

$$D = \frac{12}{a(a+1)b} \sum_{i=1}^{k} R_i^2 - 3b\,(a+1)$$

(6)利用統計量 D 服從自由度 a-1 的 χ^2 分配再計算 P 值。

■ 檢定的結果

檢定結果如下：

(1)關於因子 A

　D = 10.500

　P 值 = 0.0148

　P 值 < 0.05，所以因子 A 是顯著的。

(2)關於因子 B

　D = 12.9000

　P 值 = 0.0118

　P 值 < 0.05，所以因子 B 是顯著的。

■ 利用 EXCEL 的數據解析

步驟 1　數據的輸入。

	A	B	C	D	E	F	G	H	I	J
1		B1	B2	B3	B4	B5		A	B	
2	A1	6	3	5	7	4	水準數	4	5	
3	A2	9	6	8	9	8				
4	A3	5	3	4	6	5				
5	A4	4	2	5	6	4				
6										
7										

步驟 2　（關於因子 A）等級的計算。

	A	B	C	D	E	F	G	H	I	J
1		B1	B2	B3	B4	B5		A	B	
2	A1	6	3	5	7	4	水準數	4	5	
3	A2	9	6	8	9	8				
4	A3	5	3	4	6	5				
5	A4	4	2	5	6	4				
6										
7	<<因子>>									
8	順位	B1	B2	B3	B4	B5				
9	A1	3	2	2	3	1				
10	A2	4	4	4	4	4				
11	A3	2	2	1	1	3				
12	A4	1	1	2	1	1				
13										
14										

〔儲存格內容〕

B9=RANK(B2,B$2:B$5,1) (將 B9 由 B9 複製到 F12)。

步驟 3 （關於因子 A）計算等級值與總計。
　　　　　將同等級換成平均等級。

	A	B	C	D	E	F	G	H	I	J
	A15		▼	fx	順位值					
7	<<因子>>									
8	順位	B1	B2	B3	B4	B5				
9	A1	3	2	2	3	1				
10	A2	4	4	4	4	4				
11	A3	2	2	1	1	3				
12	A4	1	1	2	1	1				
13										
14										
15	順位值	B1	B2	B3	B4	B5	計	計×計	總計	
16	A1	3	2.5	2.5	3	1.50	12.50	156.25	712.50	
17	A2	4	4	4	4	4.00	20.00	400.00		
18	A3	2	2.5	1	1.5	3.00	10.00	100.00		
19	A4	1	1	2.5	1.5	1.50	7.50	56.25		
20										
21										

〔儲存格內容〕

B16=IF(COUNTIF(B$9:B$12,B9)=1,B9,((2*B9+COUNTIF(B$9:B$12,B9)-1)/2)) (將 B16 從 B16 複製至 F19)。

G16=SUM(B16:F16) (將 G16 由 G17 複製至 G19)。

H16=G16*G16 (將 H16 由 H17 複製至 H19)。

I16=SUM(H16:H19)

步驟 4 （關於因子 A）計算 P 值

	K	L	M	N	O	P	Q
	K14		▼	fx	因子A		
14	因子A						
15	檢定統計量	10.5000					
16	χ2(φ,0.05)	7.8147					
17	p值	0.0148					
18							
19							
20							

〔儲存格內容〕

L15=12*I16/(H2*(H2+1)*I2)-3*I2*(H2+1)

L16=CHISQINV(0.05,H2-1)

L17=CHISQDIST(L15,H2-1)

步驟 5　（關於因子 B）等級的計算。

A21			fx	<<因子B>.>		
	A	B	C	D	E	F	G
21	<<因子B>.>						
22	順位	B1	B2	B3	B4	B5	
23	A1	4	1	3	5	2	
24	A2	4	1	2	4	2	
25	A3	3	1	2	5	3	
26	A4	2	1	4	5	2	
27							
28							

〔儲存格內容〕

B23=RANK(B2,$B2:$F2,1) (將 B23 由 B23 複製至 F26)。

步驟 6　（關於因子 B）計算等級值與總計。
　　　　將同等級改成平均等級。

A29			fx	順位值		
	A	B	C	D	E	F	G
21	<<因子B>.>						
22	順位	B1	B2	B3	B4	B5	
23	A1	4	1	3	5	2	
24	A2	4	1	2	4	2	
25	A3	3	1	2	5	3	
26	A4	2	1	4	5	2	
27							
28							
29	順位值	B1	B2	B3	B4	B5	
30	A1	4	1	3	5	2	
31	A2	4.5	1	2.5	4.5	2.5	
32	A3	3.5	1	2	5	3.5	
33	A4	2.5	1	4	5	2.5	
34	計	14.5	4	11.5	19.5	10.5	
35	計×計	210.25	16	132.25	380.25	110.25	
36							

〔儲存格內容〕
B30=IF(COUNTIF($B23:$F23,B23)=1,B23,((2*B23+COUNTIF($B23:$F23,B23)-1)/2)) (將 B30 由 B30 複製至 F33)。
B34=SUM(B30:B33) (將 B34 由 C34 複製至 F34)。
B35=B34*B34 (將 B35 由 C35 複製至 F35)。
I35=SUM(B35:F35)

步驟 7　（關於因子 B）計算 P 值。

	K	L	M	N	O
33	因子B				
34	檢定統計量	12.9000			
35	χ2(φ,0.05)	9.4877			
36	p值	0.0118			
37					
38					

〔儲存格內容〕
L34=12*I35/(I2*(I2+1)*H2)-3*H2*(I2+1)
L35=CHISQINV(0.05,I2-1)
L35=CHISQDIST(L34,I2-1)

12.3 Spearman 等級相關係數

■ Spearman 的等級相關係數

> **例題 12-3**
>
> 以下數據是將某機械的每天運作時間（x）與停止次數（y）調查 11 日的結果。
>
> 表 12.3.1　數據表
>
> | x | 5.7 | 4.6 | 4.2 | 1.5 | 2.4 | 5.6 | 6.5 | 3.4 | 6.6 | 2.5 | 4.5 |
> |---|-----|-----|-----|-----|-----|-----|-----|-----|-----|-----|-----|
> | y | 74 | 43 | 41 | 23 | 34 | 81 | 82 | 77 | 78 | 59 | 63 |
>
> 試求 x 與 y 的等級相關係數。

■ 想法與應用方法

所謂等級相關係數，是表示 2 組等級值數據之間的相關係數。如數據未以等級蒐集時，將 2 組的數據 x 與 y 分別按遞增的順序重排，變換成等級值之後，再求等級相關係數。

通常相關係數是表示 x 與 y 的直線性關係的強度，若為曲線的關係時，它就不是好的指標。相對的，x 與 y 的關係即便不是直線性，而是單調地增加（或減少）的關係時，等級相關關係是有效的指標。

經常被利用的等級相關係數是 Spearman 的等級相關係數與 Kendall 的等級相關係數。

■ Spearman 的等級相關係數

X 的等級值當作 a，y 的等級值當作 b，而 Spearman 的等級相關係數 r_s，是以如下的公式加以計算。

$$r_s = 1 - \frac{6 \sum_{i=1}^{n} (a_i - b_i)^2}{n(n^2 - 1)}$$

■ 計算 Spearman 的等級相關係數

步驟 1 數據的輸入。

從 A2 到 A12 輸入 x 的數據。從 B2 到 B12 輸入 y 的數據。

	A	B	C	D	E	F	G	H	I	J	K
1	x	y									
2	5.7	74									
3	4.6	43									
4	4.2	41									
5	1.5	23									
6	2.4	34									
7	5.6	81									
8	6.5	82									
9	3.4	77									
10	6.6	78									
11	2.5	59									
12	4.5	63									
13											
14											

步驟 2 等級值的計算。

從 C2 到 C12 計算 x 的等級值，從 D2 到 D12 計算 y 的等級值。

	A	B	C	D	E	F	G	H	I	J
1	x	y	x的順位值	y的順位值						
2	5.7	74	9	7						
3	4.6	43	7	4						
4	4.2	41	5	3						
5	1.5	23	1	1						
6	2.4	34	2	2						
7	5.6	81	8	10						
8	6.5	82	10	11						
9	3.4	77	4	8						
10	6.6	78	11	9						
11	2.5	59	3	5						
12	4.5	63	6	6						
13										
14										

〔儲存格內容〕
C2=RANK(A2,$A$2：$A$12,1)（將此從 C2 複製到 C12）
D2=RANK(B2,$B$2：$B$12,1)（將此從 D2 複製到 D12）

步驟 3　計算 (等級值之差)^2。
從 E2 到 E12 計算等級值之差的平方。
首先於 E2 輸入 = (C2 – D2)*(C2 – D2)
將此從 E2 複製到 E12。

	A	B	C	D	E	F	G	H	I	J
1	x	y	x的順位值	y的順位值	(順位值之差)^2					
2	5.7	74	9	7	4					
3	4.6	43	7	4	9					
4	4.2	41	5	3	4					
5	1.5	23	1	1	0					
6	2.4	34	2	2	0					
7	5.6	81	8	10	4					
8	6.5	82	10	11	1					
9	3.4	77	4	8	16					
10	6.6	78	11	9	4					
11	2.5	59	3	5	4					
12	4.5	63	6	6	0					
13										
14										

步驟 4　計算等級相關係數。
於 H1 輸入樣本大小，於 H2 輸入差的平方的合計。
於 H3 計算等級相關係數。

	A	B	C	D	E	F	G	H	I	J
1	x	y	x的順位值	y的順位值	(順位值之差)^2		n	11		
2	5.7	74	9	7	4		合計值	46		
3	4.6	43	7	4	9		順位相關係數	0.790909		
4	4.2	41	5	3	4					
5	1.5	23	1	1	0					
6	2.4	34	2	2	0					
7	5.6	81	8	10	4					
8	6.5	82	10	11	1					
9	3.4	77	4	8	16					
10	6.6	78	11	9	4					
11	2.5	59	3	5	4					
12	4.5	63	6	6	0					
13										
14										

〔儲存格內容〕
H1=11
H2=SUM(E2:E12)
H3=1-6*H2/(H1*(H1*H1-1))

■ 結果的看法

Spearman 的等級相關係數 $r_s = 0.7909$

12.4 Kendall 的等級相關係數

例題 12-4
使用例題 12-3 的數據，求 Kendall 的等級相關係數。

■ 想法與應用手法

Kendall 的等級相關係數與 Spearman 的等級相關係數是經常加以使用的手法，試應用 Kendall 的等級相關係數看看。

■ Kendall 的等級相關係數

Kendall 的等級相關係數 τ，是以如下的步驟求之。
(1)將數據變換成等級值。
(2)就 x_i 的等級值 a_i 由小而大排列 (i = 1,2,···, n)。
(3)求出比 y_i 的等級值 b_i 還大的 b_j（i < j）的個數。
(4)計算 Kendall 的等級相關係數 τ。

$$\tau = \frac{4}{n(n-1)} \times m - 1$$

■ 計算 Kendall 的等級相關係數

步驟 1　數據的輸入。
　　　　從 A2 到 A12 輸入 x 的數據。從 B2 到 B12 輸入 y 的數據。

	A	B	C	D	E	F	G	H	I
1	x	y							
2	5.7	74							
3	4.6	43							
4	4.2	41							
5	1.5	23							
6	2.4	34							
7	5.6	81							
8	6.5	82							
9	3.4	77							
10	6.6	78							
11	2.5	59							
12	4.5	63							
13									
14									

步驟 2　等級值的計算。

從 C2 到 C12 求出 x 的等級值，從 D2 到 D12 求出 y 的等級值。
(與例題 12-3 相同)。

	A	B	C	D	E	F	G	H	I
1	x	y	x的順位值	y的順位值					
2	5.7	74	9	7					
3	4.6	43	7	4					
4	4.2	41	5	3					
5	1.5	23	1	1					
6	2.4	34	2	2					
7	5.6	81	8	10					
8	6.5	82	10	11					
9	3.4	77	4	8					
10	6.6	78	11	9					
11	2.5	59	3	5					
12	4.5	63	6	6					
13									
14									

步驟 3　利用 x 的等級值來重排。

以 x 的等級值為準（key）將 x 與 y 的等級值按遞增重排。
此處，從 C2 到 D12 想要進行重排也是相當不易的。
首先，將 C2 到 D12 的數據複製在由 E2 到 F12。此時並不是一般的貼上，而是選擇 [選擇性貼上]，只貼上數值。
然後將所複製的由 E2 到 F12 重排。

	A	B	C	D	E	F	G	H	I
1	x	y	x的順位值	y的順位值	x的順位值	y的順位值			
2	5.7	74	9	7	1	1			
3	4.6	43	7	4	2	2			
4	4.2	41	5	3	3	5			
5	1.5	23	1	1	4	8			
6	2.4	34	2	2	5	3			
7	5.6	81	8	10	6	6			
8	6.5	82	10	11	7	4			
9	3.4	77	4	8	8	10			
10	6.6	78	11	9	9	7			
11	2.5	59	3	5	10	11			
12	4.5	63	6	6	11	9			
13									
14									

步驟 4　等級相關係數的計算。

(1) 求出比 y_i 的等級值 b_i 還大的 b_j ($i < j$) 的個數。
①將 F2 到 F12 複製到 N2 與 N12。
②將 F2 到 F12 橫向地複製到 O1 與 Y1。
(在 [選擇性貼上] 中使用 [轉置] 貼上)。

	N	O	P	Q	R	S	T	U	V	W	X	Y
1	y的順位值	1	2	5	8	3	6	4	10	7	11	9
2	1											
3	2											
4	5											
5	8											
6	3											
7	6											
8	4											
9	10											
10	7											
11	11											
12	9											
13												
14												
15												
16												

③於 O2 輸入
=IF(ROWS($N$2:$N2)<COLUMNS($o$1:o$1),IF($N2<0$1,1,0),
IF($N2<0$1,1,0)," ")
接著,將 O2 從 O2 複製到 Y12。

N	O	P	Q	R	S	T	U	V	W	X	Y
y的順位值	1	2	5	8	3	6	4	10	7	11	9
1		1	1	1	1	1	1	1	1	1	1
2			1	1	1	1	1	1	1	1	1
5				1	0	1	0	1	1	1	1
8					0	0	0	1	0	1	1
3						1	1	1	1	1	1
6							0	1	1	1	1
4								1	1	1	1
10									0	1	0
7										1	1
11											0
9											

(2) 於 H2 計算個數的合計,於 H3 計算等級相關係數。

	A	B	C	D	E	F	G	H	I	J
1	x	y	x的順位值	y的順位值	x的順位值	y的順位值	n		11	
2	5.7	74	9	7	1	1	個數合計	45		
3	4.6	43	7	4	2	2	順位相關係數	0.636363636		
4	4.2	41	5	3	3	5				
5	1.5	23	1	1	4	8				
6	2.4	34	2	2	5	3				
7	5.6	81	8	10	6	6				
8	6.5	82	10	11	7	4				
9	3.4	77	4	8	8	10				
10	6.6	78	11	9	9	7				
11	2.5	59	3	5	10	11				
12	4.5	63	6	6	11	9				
13										
14										
15										

〔儲存格內容〕

H1=11

H2=SUM(O2:Y12)

H3=4*H2/ (H1*(H1-1))-1

■ 結果的看法

Kendall 的等級相關係數是 $\tau = 0.6364$。

12.5 兩個獨立樣本之檢定

■ Wilcoxon 等級和檢定

例題 12-5

以下的數據是針對 2 個液體製品 A 與 B，測量其中不純物的含量，A 與 B 分別各測量 7 瓶，試檢定 A 與 B 的不純物含量是否有差異。

表 12.5.1　　數據表

A	19	16	24	26	18	17	14
B	22	28	15	25	21	23	29

■ 想法與應用手法

　　無母數統計的特徵是將數據變換為等級值（將數據以大小順序重排之等級），並以等級值作為解析的對象。變換成等級值，原先的數據分配不視為問題即可進行解析。

　　相反的若變換成等級，原先數據所具有的資訊則恐有遺失之憾。

　　本例題是檢定兩個母平均之差的問題，此情形經常使用 t 檢定。可是，t 檢定是將母體假定成常態分配的檢定方法，如未假定常態分配時是不適切的，此時可使用的方法是 Wilcoxon 的等級和檢定。

■ 假設的建立

　　虛無假設與對立假設如下。

（雙邊假設時）

　　　　虛無假設 H_0：2 個組的中心位置相同

　　　　對立假設 H_1：2 個組的中心位置不相同。

（單邊假設時）

　　　　虛無假設 H_0：2 個組的中心位置相同

　　　　對立假設 H_1：1 個組的中心位置向右（左）偏。

■ Wilcoxon 等級和檢定

步驟 1　輸入數據。
從 A2 到 A15 輸入數據，
從 B2 到 B15 對應地輸入組名。

	A	B	C	D	E	F	G	H	I
1	數據	組							
2	19	A							
3	16	A							
4	24	A							
5	26	A							
6	18	A							
7	17	A							
8	14	A							
9	22	B							
10	28	B							
11	15	B							
12	25	B							
13	21	B							
14	23	B							
15	29	B							
16									

（註）相同的組使之連續地輸入（輸入後，以組為基準，重排也行）。

步驟 2　等級值的計算
從 C2 到 C15 輸入計算等級值的函數。
首先於 C2 輸入
=RANK(A2,$A$2:$A$15,1)
再將此由 C2 複製到 C15。

	A	B	C	D	E	F	G	H
1	數據	組	順位值					
2	19	A	6					
3	16	A	3					
4	24	A	10					
5	26	A	12					
6	18	A	5					
7	17	A	4					
8	14	A	1					
9	22	B	8					
10	28	B	13					
11	15	B	2					
12	25	B	11					
13	21	B	7					
14	23	B	9					
15	29	B	14					
16								

步驟 3 計算等級和。

求出各組的等級值的合計。

於 F3 輸入計算 A 的等級值合計的函數，於 G3 輸入計算 B 的等級值之函數。

	A	B	C	D	E	F	G	H	I
1	數據	組	順位值			組	組		
2	19	A	6			A	B		
3	16	A	3		順位和	41	64		
4	24	A	10						
5	26	A	12						
6	18	A	5						
7	17	A	4						
8	14	A	1						
9	22	B	8						
10	28	B	13						
11	15	B	2						
12	25	B	11						
13	21	B	7						
14	23	B	9						
15	29	B	14						
16									
17									

〔**儲存格內容**〕

F3=SUM(C2:C8)

G3=SUM(C9:C15)

步驟 4 判定。

數據少的組當作 G1，另一方當作 G2，並且將 G1 的數據數當作 N1，等級值的合計當作 W1，G2 的數據數當作 N2，等級值的合計當作 W2。

本例題中數據數均為 7，因之將組 A 的等級值合計當作 W1，組 B 的等級值的合計當作 W2(反之也行)。

W1 = 41　　W2 = 64

N1 = 7　　　N2 = 7

比較 Wilcoxon 檢定的數值表中的百分點 $(\underline{w}, \overline{w})$ 與等級值的合計後再判定。

(1) 雙邊假設時 $(\alpha/2)$

對立假設 H_1：2 組的中心位置不同

W1 ≦ $\underline{w}$ → 否定 H_0

W1 $\geqq \overline{w} \rightarrow$ 否定 H_0

$\underline{w} <$ W1 $< \overline{w} \rightarrow$ 不否定 H_0

(2) 單邊假設時 (α)

對立假設 H_1：組 N1 的中心位置向左偏

W1 $\leqq \underline{w} \rightarrow$ 否定 H_0

W1 $> \underline{w} \rightarrow$ 不否定 H_0

(3) 單邊假設時 (α)

對立假設 H_1：組 N1 的中心位置向右偏

W1 $\geqq \overline{w} \rightarrow$ 否定 H_0

W1 $< \overline{w} \rightarrow$ 不否定 H_0

本例題是使用①的規則。

在數值表中，查出 N1 = 7，N2 = 7，α = 0.025 之處的值時，

N1	N2	α							
		0.05		0.025		0.01		0.005	
		$\underline{w}$	$\overline{w}$	$\underline{w}$	$\overline{w}$	$\underline{w}$	$\overline{w}$	$\underline{w}$	$\overline{w}$
7	7	39	66	36	69	34	71	32	73

得出 $\underline{w}$ = 36，$\overline{w}$ = 69

因為 $\underline{w}$ = 36 < W1 = 41 < $\overline{w}$ = 69

所以無法否定虛無假設 H_0。

■ 中間等級

當數據有同等級（Tie）時，則需要使用稱為中間等級的等級值。

譬如，有如下 5 個數據時，

10，20，20，30，40

等級值即為：

1，2.5，2.5，4，5

■ 計算等級的函數 RANK

函數 RANK 是將數據由小而大（由大而小）順序重排時求其等級的函數。

(輸入格式)=RANK(想求等級之數值，數據的範圍，順序)

在順序之處，如輸入 0 時，傳回將數據以由大而小的順序重排時的等級。

在順序之處，如輸入 1 時，傳回將數據以由小而大的順序重排時的等級。

12.6 成對樣本之檢定

■ Wilcoxon 符號等級檢定

例題 12-6

以下的數據是學生 12 人在統計學的考試成績。A 的數據是上學期考試的分數。B 的數據是相同學生（NO. 表示人物）的下學期考試的分數。試檢定上學期考試的分數與下學期考試的分數之間是否有差異。

表 12.6.1　　數據表

NO	1	2	3	4	5	6	7	8	9	10	11	12
A	76	57	72	47	52	76	64	64	66	57	38	58
B	89	60	71	65	60	70	71	69	68	66	50	62

■ 想法與應用手法

　　Wilcoxon 的等級和檢定是 2 組的數據完全個別蒐集，亦即在獨立蒐集的場合中可以應用的手法。

　　相對的，本例題的情形，2 組的數據並非獨立，而是成對得到的。

　　此時，數據即有對應，就要應用 Wilcoxon 的符號等級檢定。

■ 假設的建立

　　虛無假設與對立假設如下：

　　（雙邊檢定時）

　　　　虛無假設 H_0：2 個組的中心位置相同

　　　　對立假設 H_1：2 個組的中心位置不同。

　　（單邊假設時）

　　　　虛無假設 H_0：2 個組的中心位置相同

　　　　對立假設 H_1：1 個組的中心位置向右（左）偏。

■ Wilcoxon 的符號等級檢定

步驟 1　數據的輸入。

從 A2 到 A13 輸入 A 組的數據，B2 到 B13 輸入 B 組的數據。

	A	B	C	D	E	F	G	H	I	J	K
1	A	B									
2	76	89									
3	57	60									
4	72	71									
5	47	65									
6	52	60									
7	76	70									
8	64	71									
9	64	69									
10	66	68									
11	57	66									
12	38	50									
13	58	62									
14											

步驟 2　差與差的絕對值的計算。

按每一位學生計算 A 與 B 數據之差，以及計算其絕對值。

首先於 C2 輸入 = B2 – A2，將此從 C2 複製到 C13。

接著於 D2 輸入 = ABS(C2)，將此從 D2 複製到 D13。

	A	B	C	D	E	F	G	H	I	J	K
1	A	B	B-A	絕對值							
2	76	89	13	13							
3	57	60	3	3							
4	72	71	-1	1							
5	47	65	18	18							
6	52	60	8	8							
7	76	70	-6	6							
8	64	71	7	7							
9	64	69	5	5							
10	66	68	2	2							
11	57	66	9	9							
12	38	50	12	12							
13	58	62	4	4							
14											
15											

步驟 3　等級值的計算。

就差的絕對值，求等級值。

首先於 E2 輸入

=RANK(D2,$D$2:$D$13,1)

將此由 E2 複製到 E13。

	A	B	C	D	E	F	G	H	I	J	K
1	A	B	B-A	絕對值	順位值						
2	76	89	13	13	11						
3	57	60	3	3	3						
4	72	71	-1	1	1						
5	47	65	18	18	12						
6	52	60	8	8	8						
7	76	70	-6	6	6						
8	64	71	7	7	7						
9	64	69	5	5	5						
10	66	68	2	2	2						
11	57	66	9	9	9						
12	38	50	12	12	10						
13	58	62	4	4	4						
14											
15											

步驟 4 等級值合計的計算。

只注視差的符號為正者，求其等級值之合計。

首先，以準備來說，於 F2 輸入

=IF(C2>0,E2,0)

將此由 F2 複製到 F13。

於 G2 計算等級值的合計。

	A	B	C	D	E	F	G	H
1	A	B	B-A	絕對值	順位值		合計	
2	76	89	13	13	11	11	71	
3	57	60	3	3	3	3		
4	72	71	-1	1	1	0		
5	47	65	18	18	12	12		
6	52	60	8	8	8	8		
7	76	70	-6	6	6	0		
8	64	71	7	7	7	7		
9	64	69	5	5	5	5		
10	66	68	2	2	2	2		
11	57	66	9	9	9	9		
12	38	50	12	12	10	10		
13	58	62	4	4	4	4		
14								

〔儲存格內容〕

G2=SUM(F2:F13)

步驟 5　判定。

只注視差 (B–A) 的符號為正者，將差的絕對值的等級值合計後之值當作 W。

將 W 與 Wilcoxon 符號等級檢定的數值表中的百分點 ($\underline{V}_N$, $\overline{V}_N$) 比較再判定。

(1) 雙邊假設時

　　對立假設 H_1：2 個組的中心位置不同

　　$W \leqq \underline{V}_N\left(\dfrac{\alpha}{2}\right) \rightarrow$ 否定 H_0

　　$W \geqq \overline{V}_N\left(\dfrac{\alpha}{2}\right) \rightarrow$ 否定 H_0

　　$\underline{V}_N\left(\dfrac{\alpha}{2}\right) < W < \overline{V}_N\left(\dfrac{\alpha}{2}\right) \rightarrow$ 不否定 H_0

(2) 單邊假設時

　　對立假設 H_1：組 B 的中心位置比 A 向右偏

　　$W \geqq \overline{V}_N(\alpha) \rightarrow$ 否定 H_0

　　$W < \overline{V}_N(\alpha) \rightarrow$ 不否定 H_0

(3) 單邊假設時

　　對立假設 H_1：組 B 的中心位置比 A 向左偏

　　$W \leqq \underline{V}_N(\alpha) \rightarrow$ 否定 H_0

　　$W > \underline{V}_N(\alpha) \rightarrow$ 不否定 H_0

　　本例題是使用①的規則。

　　在數表中，讀取 N = 12，$\alpha = 0.025$ 之處的值時，

N \ α	0.005		0.01		0.025		0.05	
	$\underline{V}_N$	$\overline{V}_N$	$\underline{V}_N$	$\overline{V}_N$	$\underline{V}_N$	$\overline{V}_N$	$\underline{V}_N$	$\overline{V}_N$
12	7	71	6	69	13	65	17	61

得出 $\underline{V}_N(\alpha) = 13$，$\overline{V}_N(\alpha) = 65$

$W = 71 > \overline{V}_N(\alpha) = 65$

因之否定 H_0。因此，上學期與下學期考試的成績可以說有差異。

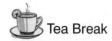Tea Break

將第 5 節與第 6 節整理如下。

樣本性質	兩個獨立樣本	兩個成對樣本
檢定方法	Wilcoxon 等級和檢定	Wilcoxon 符號等級檢定

附錄 1
樣本大小與檢定關係

■ 兩個母體比率差的檢定 —— 單邊檢定

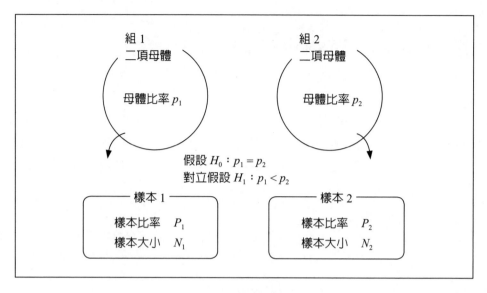

圖　母體與樣本

以下是 2 組樣本大小相等時 $N = N_1 = N_2$，此時樣本大小滿足以下公式時，在顯著水準 5% 下假設被否定。

$$N \geq \frac{2 \times 1.64 \times 1.64 \times \dfrac{P_1 + P_2}{2} \times \left(1 - \dfrac{P_1 + P_2}{2}\right)}{(P_1 - P_2)^2}$$

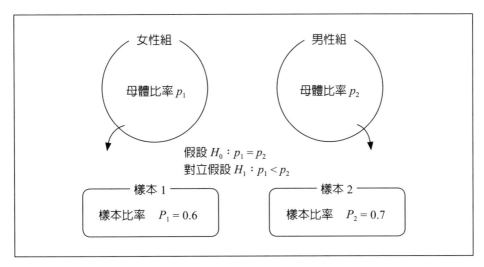

圖　母體與樣本

此時樣本大小 N 滿足以下公式時，

$$N \geq \frac{2 \times 1.64 \times 1.64 \times \frac{0.6+0.7}{2} \times \left(1 - \frac{0.6+0.7}{2}\right)}{(0.6 - 0.7)^2}$$

在顯著水準 5% 下假設被否定。

■ 樣本大小與檢出力的關係

所謂檢出力是指以下部分的機率 $1 - \beta$。

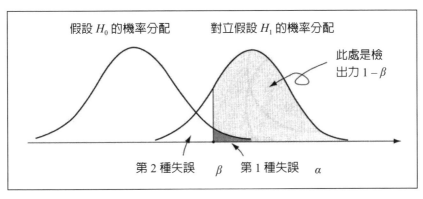

圖　檢出力 $1 - \beta$

■ 兩個母體比率差的檢定 ── 單邊檢定

樣本大小與檢出力 $1 - \beta$ 之間有以下關係：
樣本 1 的樣本比率設為 P_1
樣本 2 的樣本比率設為 P_2
各組的樣本大小 N 滿足以下公式：

$$N \geq \frac{\left\{ z_\alpha \times \sqrt{2 \times \dfrac{P_1 + P_2}{2} \times \left(1 - \dfrac{P_1 + P_2}{2}\right)} - z_{1-\beta} \times \sqrt{P_1 \times (1 - P_1) + P_2 \times (1 - P_2)} \right\}^2}{(P_1 - P_2)^2}$$

在顯著水準 α，檢出力 $1 - \beta$，否定假設 H_0。
譬如，
　　樣本 1 的樣本比率設為 $P_1 = 0.6$
　　樣本 2 的樣本比率設為 $P_2 = 0.7$
　　顯著水準 $\alpha = 0.05$
　　檢出力 $1 - \beta = 0.8$
　　z_α，$z_{1-\beta}$ 即為如下：

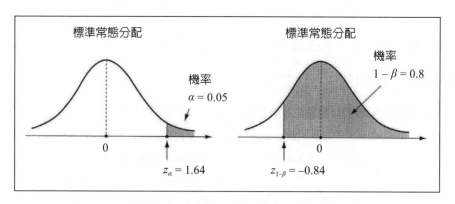

圖　機率 α 的機率 z_α 與 $1 - \beta$ 的機率 $z_{1-\beta}$

各組的樣本大小 N 滿足以下公式時：

$$N \geq \frac{\left\{ 1.64 \times \sqrt{2 \times \dfrac{0.6 + 0.7}{2} \times \left(1 - \dfrac{0.6 + 0.7}{2}\right)} - (-0.84) \times \sqrt{0.6 \times (1 - 0.6) + 0.7 \times (1 - 0.7)} \right\}^2}{(0.6 - 0.7)^2}$$

在顯著水準 $\alpha = 0.05$，檢出力 $1 - \beta = 0.8$，否定假設 H_0。

附錄 2
數表

數表 1　標準常態分配的個百分點

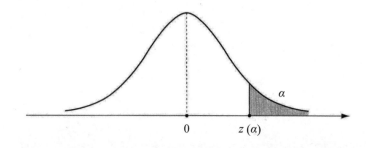

α	z (α)	α	z (α)	α	z (α)	α	z (α)	α	z (α)
0.50	0.00	0.050	1.64	0.030	1.88	0.020	2.05	0.010	2.33
0.45	0.13	0.048	1.66	0.029	1.90	0.019	2.07	0.009	2.37
0.40	0.25	0.046	1.68	0.028	1.91	0.018	2.10	0.008	2.41
0.35	0.39	0.044	1.71	0.027	1.93	0.017	2.12	0.007	2.46
0.30	0.52	0.042	1.73	0.026	1.94	0.016	2.14	0.006	2.51
0.25	0.67	0.040	1.75	0.025	1.96	0.015	2.17	0.005	2.58
0.20	0.84	0.038	1.77	0.024	1.98	0.014	2.20	0.004	2.65
0.15	1.04	0.036	1.80	0.023	2.00	0.013	2.23	0.003	2.75
0.10	1.28	0.034	1.83	0.022	2.01	0.012	2.26	0.002	2.88
0.05	1.64	0.032	1.85	0.021	2.03	0.011	2.29	0.001	3.09

數表 2　自由度 2 的卡方分配的個百分點

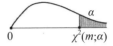

α m	0.990	0.975	0.950	0.050	0.025	0.010
1	157088×10^{-9}	982069×10^{-9}	393214×10^{-8}	3.84146	5.02389	6.63490
2	0.0201007	0.0506356	0.102587	5.99147	7.37776	9.21034
3	0.114832	0.215795	0.351846	7.81473	9.34840	11.3449
4	0.297110	0.484419	0.710721	9.48773	11.1433	13.2767
5	0.554300	0.831211	1.145476	11.0705	12.8325	15.0863
6	0.872085	1.237347	1.63539	12.5916	14.4494	16.8119
7	1.239043	1.68987	2.16735	14.0671	16.0128	18.4753
8	1.646482	2.17973	2.73264	15.5073	17.5346	20.0902
9	2.087912	2.70039	3.32511	16.9190	19.0228	21.6660
10	2.55821	3.24697	3.94030	18.3070	20.4831	23.2093
11	3.05347	3.81575	4.57481	19.6751	21.9200	24.7250
12	3.57056	4.40379	5.22603	21.0261	23.3367	26.2170
13	4.10691	5.00874	5.89186	22.3621	24.7356	27.6883
14	4.66043	5.62872	6.57063	23.6848	26.1190	29.1413
15	5.22935	6.26214	7.26094	24.9958	27.4884	30.5779
16	5.81221	6.90766	7.96164	26.2962	28.8454	31.9999
17	6.40776	7.56418	8.67176	27.5871	30.1910	33.4087
18	7.01491	8.23075	9.39046	28.8693	31.5264	34.8053
19	7.63273	8.90655	10.1170	30.1435	32.8523	36.1908
20	8.26040	9.59083	10.8508	31.4104	34.1696	37.5662
21	8.89720	10.28293	11.5913	32.6705	35.4789	38.9321
22	9.54249	10.9823	12.3380	33.9244	36.7807	40.2894
23	10.19567	11.6885	13.0905	35.1725	38.0757	41.6384
24	10.8564	12.4011	13.8484	36.4151	39.3641	42.9798
25	11.5240	13.1197	14.6114	37.6525	40.6465	44.3141
26	12.1981	13.8439	15.3791	38.8852	41.9232	45.6417
27	12.8786	14.5733	16.1513	40.1133	43.1944	46.9630
28	13.5648	15.3079	16.9279	41.3372	44.4607	48.2782
29	14.2565	16.0471	17.7083	42.5569	45.7222	49.5879
30	14.9535	16.7908	18.4926	43.7729	46.9792	50.8922
40	22.1643	24.4331	26.5093	55.7585	59.3417	63.6907
50	29.7067	32.3574	34.7642	67.5048	71.4202	76.1539
60	37.4848	40.4817	43.1879	79.0819	83.2976	88.3794
70	45.4418	48.7576	51.7392	90.5312	95.0231	100.425
80	53.5400	57.1532	60.3915	101.879	106.629	112.329
90	61.7541	65.6466	69.1260	113.145	118.136	124.116

數表 3　自由度 m 的 t 分配的個百分點

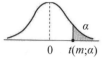

m \ α	0.25	0.1	0.05	0.025	0.01	0.005
1	1.000	3.078	6.314	12.706	31.821	63.657
2	0.816	1.886	2.920	4.303	6.965	9.925
3	0.765	1.638	2.353	3.182	4.541	5.841
4	0.741	1.533	2.132	2.776	3.747	4.604
5	0.727	1.476	2.015	2.571	3.365	4.032
6	0.718	1.440	1.943	2.447	3.143	3.707
7	0.711	1.415	1.895	2.365	2.998	3.499
8	0.706	1.397	1.860	2.306	2.896	3.355
9	0.703	1.383	1.833	2.262	2.821	3.250
10	0.700	1.372	1.812	2.228	2.764	3.169
11	0.697	1.363	1.796	2.201	2.718	3.106
12	0.695	1.356	1.782	2.179	2.681	3.055
13	0.694	1.350	1.771	2.160	2.650	3.012
14	0.692	1.345	1.761	2.145	2.624	2.977
15	0.691	1.341	1.753	2.131	2.602	2.947
16	0.690	1.337	1.746	2.120	2.583	2.921
17	0.689	1.333	1.740	2.110	2.567	2.898
18	0.688	1.330	1.734	2.101	2.552	2.878
19	0.688	1.328	1.729	2.093	2.539	2.861
20	0.687	1.325	1.725	2.086	2.528	2.845
21	0.686	1.323	1.721	2.080	2.518	2.831
22	0.686	1.321	1.717	2.074	2.508	2.819
23	0.685	1.319	1.714	2.069	2.500	2.807
24	0.685	1.318	1.711	2.064	2.492	2.797
25	0.684	1.316	1.708	2.060	2.485	2.787
26	0.684	1.315	1.706	2.056	2.479	2.779
27	0.684	1.314	1.703	2.052	2.473	2.771
28	0.683	1.313	1.701	2.048	2.467	2.763
29	0.683	1.311	1.699	2.045	2.462	2.756
30	0.683	1.310	1.697	2.042	2.457	2.750
40	0.681	1.303	1.684	2.021	2.423	2.704
60	0.679	1.296	1.671	2.000	2.390	2.660
120	0.677	1.289	1.658	1.980	2.358	2.617
∞	0.674	1.282	1.645	1.960	2.326	2.576

數表 4　自由度 (m₁, n₂) 的 F 分配的個百分點

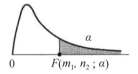

$$\alpha = 0.05$$

m₁ n₂	1	2	3	4	5	6
1	161.45	199.50	215.71	224.58	230.16	233.99
2	18.513	19.000	19.164	19.247	19.296	19.330
3	10.128	9.5521	9.2766	9.1172	9.0135	8.9406
4	7.7086	6.9443	6.5914	6.3883	6.2560	6.1631
5	6.6079	5.7861	5.4095	5.1922	5.0503	4.9503
6	5.9874	5.1433	4.7571	4.5337	4.3874	4.2839
7	5.5914	4.7374	4.3468	4.1203	3.9715	3.8660
8	5.3177	4.4590	4.0662	3.8378	3.6875	3.5806
9	5.1174	4.2565	3.8626	3.6331	3.4817	3.3738
10	4.9646	4.1028	3.7083	3.4780	3.3258	3.2172
11	4.8443	3.9823	3.5874	3.3567	3.2039	3.0946
12	4.7472	3.8853	3.4903	3.2592	3.1059	2.9961
13	4.6672	3.8056	3.4105	3.1791	3.0254	2.9153
14	4.6001	3.7389	3.3439	3.1122	2.9582	2.8477
15	4.5431	3.6823	3.2874	3.0556	2.9013	2.7905
16	4.4940	3.6337	3.2389	3.0069	2.8524	2.7413
17	4.4513	3.5915	3.1968	2.9647	2.8100	2.6987
18	4.4139	3.5546	3.1599	2.9277	2.7729	2.6613
19	4.3808	3.5219	3.1274	2.8951	2.7401	2.6283
20	4.3513	3.4928	3.0984	2.8661	2.7109	2.5990
21	4.3248	3.4668	3.0725	2.8401	2.6848	2.5727
22	4.3009	3.4434	3.0491	2.8167	2.6613	2.5491
23	4.2793	3.4221	3.0280	2.7955	2.6400	2.5277
24	4.2597	3.4028	3.0088	2.7763	2.6207	2.5082
25	4.2417	3.3852	2.9912	2.7587	2.6030	2.4904
26	4.2252	3.3690	2.9751	2.7426	2.5868	2.4741
27	4.2100	3.3541	2.9604	2.7278	2.5719	2.4591
28	4.1960	3.3404	2.9467	2.7141	2.5581	2.4453
29	4.1830	3.3277	2.9340	2.7014	2.5454	2.4324

$\alpha = 0.05$

7	8	9	10	12	15	20
236.77	238.88	240.54	241.88	243.91	245.95	248.01
19.353	19.371	19.385	19.396	19.413	19.429	19.446
8.8868	8.8452	8.8123	8.7855	8.7446	8.7029	8.6602
6.0942	6.0410	5.9988	5.9644	5.9117	5.8578	5.8025
4.8759	4.8183	4.7725	4.7351	4.6777	4.6188	4.5581
4.2066	4.1468	4.0990	4.0600	3.9999	3.9381	3.8742
3.7870	3.7257	3.6767	3.6365	3.5747	3.5108	3.4445
3.5005	3.4381	3.3881	3.3472	3.2840	3.2184	3.1503
3.2927	3.2296	3.1789	3.1373	3.0729	3.0061	2.9365
3.1355	3.0717	3.0204	2.9782	2.9130	2.8450	2.7740
3.0123	2.9480	2.8962	2.8536	2.7876	2.7186	2.6464
2.9134	2.8486	2.7964	2.7534	2.6866	2.6169	2.5436
2.8321	2.7669	2.7144	2.6710	2.6037	2.5331	2.4589
2.7642	2.6987	2.6458	2.6021	2.5342	2.4630	2.3879
2.7066	2.6408	2.5876	2.5437	2.4753	2.4035	2.3275
2.6572	2.5911	2.5377	2.4935	2.4247	2.3522	2.2756
2.6143	2.5480	2.4943	2.4499	2.3807	2.3077	2.2304
2.5767	2.5102	2.4563	2.4117	2.3421	2.2686	2.1906
2.5435	2.4768	2.4227	2.3779	2.3080	2.2341	2.1555
2.5140	2.4471	2.3928	2.3479	2.2776	2.2033	2.1242
2.4876	2.4205	2.3661	2.3210	2.2504	2.1757	2.0960
2.4638	2.3965	2.3419	2.2967	2.2258	2.1508	2.0707
2.4422	2.3748	2.3201	2.2747	2.2036	2.1282	2.0476
2.4226	2.3551	2.3002	2.2547	2.1834	2.1077	2.0267
2.4047	2.3371	2.2821	2.2365	2.1649	2.0889	2.0075
2.3883	2.3205	2.2655	2.2197	2.1479	2.0716	1.9898
2.3732	2.3053	2.2501	2.2043	2.1323	2.0558	1.9736
2.3593	2.2913	2.2360	2.1900	2.1179	2.0411	1.9586
2.3463	2.2782	2.2229	2.1768	2.1045	2.0275	1.9446
2.3343	2.2662	2.2107	2.1646	2.0921	2.0148	1.9317
2.2490	2.1802	2.1240	2.0772	2.0035	1.9245	1.8389
2.1665	2.0970	2.0401	1.9926	1.9174	1.8364	1.7480
2.0867	2.0164	1.9588	1.9105	1.8337	1.7505	1.6587
2.0096	1.9384	1.8799	1.8307	1.7522	1.6664	1.5705

參考文獻

1. 土屋健三郎，《免疫學入門》，醫學書院，1997
2. 柳川洋，《免疫學手冊》，南山堂，1996
3. 豐田裕之，《免疫學，保健統計》，醫友社，1996
4. 永田靖，《樣本大小決定法》，朝倉書店，2003
5. 內田治，《利用 EXCEL 的統計解析》，東京圖書，2006
6. 內田治，《利用 EXCEL 的實驗數據解析》，東京圖書，2000
7. 石村貞夫、石村光資郎，《變異數分析與多重比較》，東京圖書，2008
8. 廣津千尋，《變異數分析》，新曜社，1976
9. 芝祐順他，《統計用語辭典》，新曜社，1984
10. 石村貞夫，《多變量解析淺說》，東京圖書，1987 年
11. 石村貞夫，《統計解析淺說》，東京圖書，1989 年
12. 石村貞夫，《變異數分析淺說》，東京圖書，1992 年
13. 內田治，《利用 SPSS 的統計分析》，東京圖書，1997 年
14. 石村貞夫，《利用 SPSS 的多變量數據分析的步驟》，東京圖書，1998 年
15. 石村貞夫，《利用 SPSS 的時系列分析的步驟》，東京圖書，1999 年
16. 石村貞夫，《利用 SPSS 的統計處理的步驟》，東京圖書，2001 年
17. 石村貞夫，《利用 SPSS 的類別分析的步驟》，東京圖書，2001 年
18. O.J. Dunn、V.A.Clark，《應用統計學》，森北出版，1975
19. 竹內啓，《確率分布 & 統計解析》，日本規格協會，1975

國家圖書館出版品預行編目(CIP)資料

圖解護理統計分析／陳耀茂著.--初版.--臺北
  市：五南圖書出版股份有限公司，2024.03
  面；公分
  ISBN 978-626-393-112-1(平裝)

  1.CST: 護理學 2.CST: 統計學

419.6028   113002187

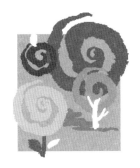

5B1J

圖解護理統計分析

作　　　者 ─ 陳耀茂（270）

發 行 人 ─ 楊榮川

總 經 理 ─ 楊士清

總 編 輯 ─ 楊秀麗

副總編輯 ─ 王正華

責任編輯 ─ 張維文

封面設計 ─ 姚孝慈

出 版 者 ─ 五南圖書出版股份有限公司

地　　　址：106臺北市大安區和平東路二段339號4樓

電　　　話：(02)2705-5066　　傳　　真：(02)2706-6100

網　　　址：https://www.wunan.com.tw

電子郵件：wunan@wunan.com.tw

劃撥帳號：01068953

戶　　　名：五南圖書出版股份有限公司

法律顧問　林勝安律師

出版日期　2024年3月初版一刷

定　　　價　新臺幣360元

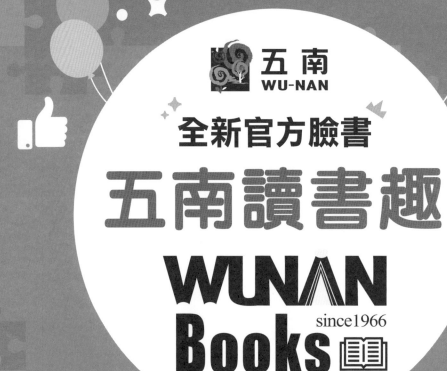
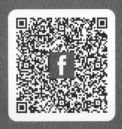
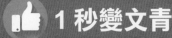

經典永恆・名著常在

五十週年的獻禮──經典名著文庫

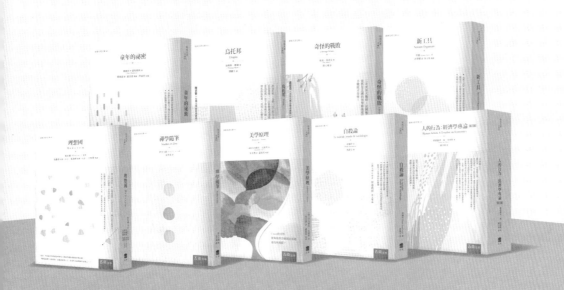

五南，五十年了，半個世紀，人生旅程的一大半，走過來了。

思索著，邁向百年的未來歷程，能為知識界、文化學術界作些什麼？

在速食文化的生態下，有什麼值得讓人雋永品味的？

歷代經典・當今名著，經過時間的洗禮，千錘百鍊，流傳至今，光芒耀人；

不僅使我們能領悟前人的智慧，同時也增深加廣我們思考的深度與視野。

我們決心投入巨資，有計畫的系統梳選，成立「經典名著文庫」，

希望收入古今中外思想性的、充滿睿智與獨見的經典、名著。

這是一項理想性的、永續性的巨大出版工程。

不在意讀者的眾寡，只考慮它的學術價值，力求完整展現先哲思想的軌跡；

為知識界開啟一片智慧之窗，營造一座百花綻放的世界文明公園，

任君遨遊、取菁吸蜜、嘉惠學子！